세상에서 가장 오래된 명상

인도호흡명상

박지명, 이정훈

세상에서 가장 오래된 명상
인도 호흡 명상

지은이   박지명, 이정훈
펴낸이   배기순
펴낸곳   하남출판사

초판1쇄 발행   2016년 2월 29일
초판2쇄 발행   2020년 10월 31일

등록번호   제10-0221호

주소   서울시 마포구 도화동 173(삼창프라자) 1521호
전화번호   (02)720-3211(代) / 팩스 (02)720-0312
e-mail   hanamp@chol.com

ⓒ 박지명·이정훈, 2016
ISBN   978-89-7534-231-8 (13690)

※ 잘못된 책은 교환하여 드립니다.
※ 이 책의 무단 전재와 무단 복제를 금합니다.

세상에서 가장 오래된 명상

인도호흡명상

저자 서문

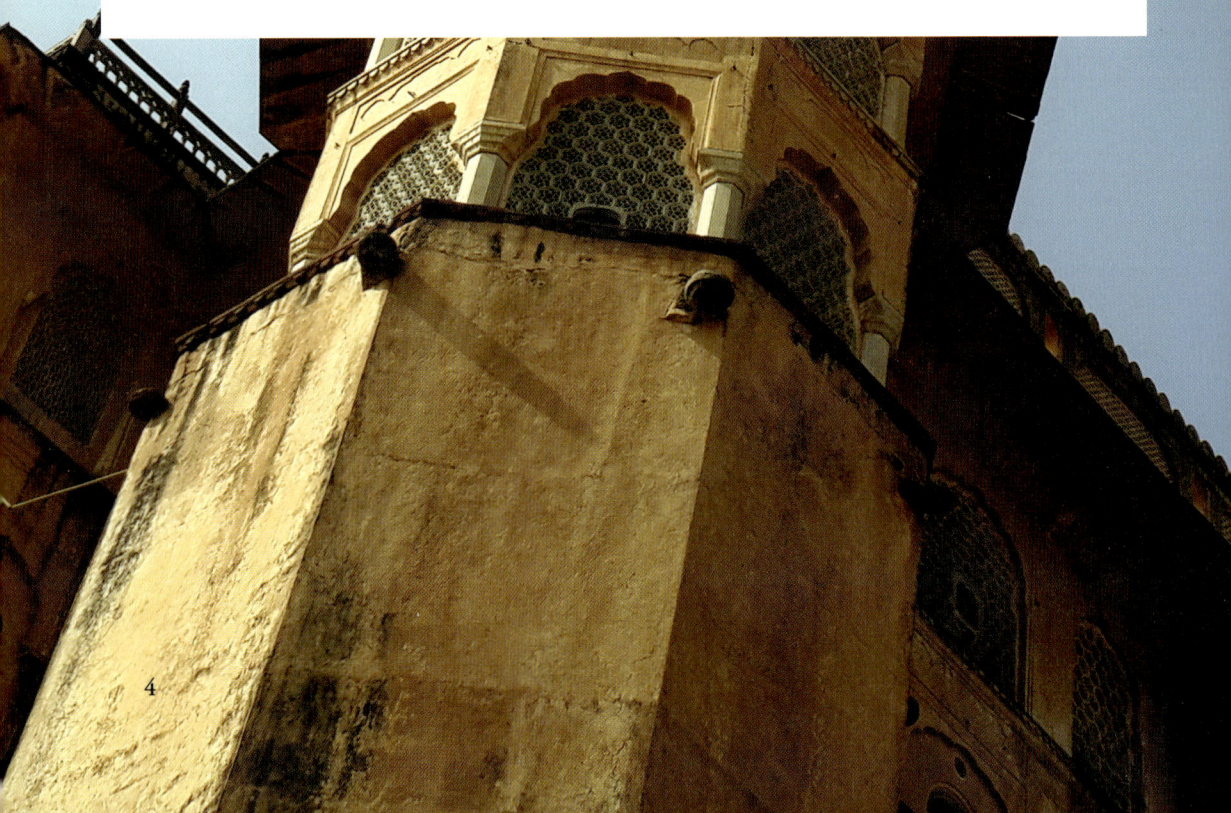

　우리는 삶을 살아가면서 언제나 의문을 가지게 된다. 어떻게 하면 행복해질까? 이 거친 세상에서 고통이 없는 평온한 마음을 어떻게 유지할 수 있을까? 이것은 우리 자신이 오랫동안 추구해왔고 또 찾아야 하는 목표이다. 만약 이러한 내면을 진지하게 탐구하고 살아간다면 분명 삶에서 여러 가지의 지혜가 발생될 것이다.

　삶에서 가장 중요한 것은 자신의 생각이나 정신이 맑고 명확하며 안정되어 있느냐 하는 것이며, 더불어 자신의 몸이 건강하고 활기에 차 있는가 하는 것이다. 그리고 이 둘을 이어주는 중요한 연결점이 바로 호흡이며 숨을 잘 쉬는 것이다. 그러나 우리는 숨을 잘 쉰다는 것을 의식할 겨를도 없이 생각하고 호흡하며 몸을 움직여 나간다.

　이렇게 자연스럽게 몸과 마음을 움직이고 행동하면서도 숨을 쉬면서 명상하는 것이 호흡명상이다. 따라서 이 책에 소개되는 이 호흡명상의 방법은 누구나 어렵지 않게 실천할 수 있다.

여기에 소개되는 호흡명상은 오랫동안 여러 계통의 많은 명상수행의 단체나 전통에서 실천되고 있는 수련법의 기본이 되는 방법이다. 이 호흡명상의 방법들이 너무 어렵거나 인위적이라면 명상의 가장 기본 요소인 자연스런 흐름을 유도하기가 어렵기 때문에 힘이 들어 중단하거나 잘못된 길을 갈 수가 있다. 때문에 이 책에 소개되는 호흡명상은 인위적인 노력이나 상상력을 동원하거나 집중을 가하는 방법이 아닌 가장 단순하고 자연스럽게 몸과 호흡과 정신을 의식하면서 실천하는 방법들이다.

필자는 고대 인도에서 전통으로 전해 내려오는 이 호흡명상을 오래 전에 스승으로부터 배우고 지금까지 행하고 있다. 인간의 역사만큼이나 깊은 고대 인도의 호흡명상 전통을 필자의 스승으로부터 전승 받고 약 40년 이상을 다양한 사람들에게 가르쳐 온 것이다. 하지만 필자는 너무 전문적인 방법은 배제한다. 다만 어떠한 사람이든지 실천해도 부작용이 없는 호흡명상을 통하여 몸과 마음이 발전되기를 바라는 것이다.

호흡명상의 장점은 명상 방법을 행할 때 부작용이 없으며 생활 속에서 직접적이고 꾸준하게 실천할 수 있다는 것이다. 그리고 그 효과는 시간이 가면 갈수록 증대된다. 또한 언제나 명상을 할 수 있으며 어떠한 신념이나 믿음을 가질 필요도 없이 스스로 실천하기 때문에 비용이 들지 않고 혼자서 할 수가 있다.

이 호흡명상은 신비한 체험을 강조하지 않으며 믿음을 강요하지도 않는다. 또한 음식을 조절하거나 채식만 해야 된다든지 하는 생활 태도의 변화를 요구하지도 않는다. 다만 자신의 생활 속에서 틈틈이 실천하기를 요구할 뿐이다.

이렇게 하면 자신의 삶의 태도나 몸과 마음은 보다 좋은 방향으로 바뀌어 갈 것이다. 이 호흡명상은 남녀노소를 가리지 않고 어떤 인종이라도 관계없이 누구나 행할 수가 있다.

호흡명상, 즉 호흡 소리를 생각하는 소함호흡명상은 오래된 방법이면서도 아주 과학적이며 실제적인 효과가 검증된 방법이다. 그래서 이 방법은 개인과 집단으로도 행할 수가 있으며 체계적으로만 한다면 부작용이 없이 스스로 실천할 수가 있기 때문에 권장할 만한 방법이다. 많은 사람들이 이 방법을 통하여 심신의 스트레스를 제거하고 자신의 삶을 보다 풍요롭게 만들기를 바라는 마음에서 이 책을 썼다.

고대로부터 이어 내려온 이 인도호흡명상을 전승해 준 아드바이트 마트(Advait Mat) 스승들의 전통에 감사하는 마음으로 이 책을 바친다. 지금도 호흡명상을 열심히 수행하는 한국의 상카라 명상 센터(Shankara Meditation Center)와 히말라야 명상센터(Himalaya Meditation Center)의 최은진, 이경희, 남경언, 김영창, 정진희, 이수진, 김윤정, 최효겸, 문영, 김혜영, 이서영씨는 각기 다양한 자기의 분야에서 오랫동안 호흡명상을 수행하고 가르치고 보급하면서 이 책이 나오기를 기대하고 여러 자문을 주었다. 더불어 지금도 자신의 삶을 보다 풍요롭게 하기 위해서 진지하게 호흡명상을 실천하는 여러 회원들에게 이 책을 바친다.

또한 이 책이 나오도록 독려해 준 미국 LA에서 국제적으로 호흡명상과 요가를 가르치고 있는 에카탈라 요가 센터(Ekatala Yoga Center)의 필자의 오래된 제자 백승철 원장과 그의 수제자인 마이클(Michael)과 여러 제자 및 회원들에게도 이 책을 바친다. 마지막으로 언제나 영적인 영감을 주는 고향의 손지산 형님에게도 이 인도호흡명상 책을 바친다.

호흡명상을 새롭게 작업하여 사람들에게 알리자고 제안하고 공동으로 기술한 제자 이정훈 선생은 필자에게 오랫동안 인도의 전통적인 명상을 배웠으며, 현재 기업가이자 훌륭한 수행자였던 최종현 회장이 세운 SK의 행복날개수련원에서 임직원의 스트레스와 긴장을 호흡명상과 운동을 통하여 풀어주며 기업 경영에 일조하고 있다. 호흡명상이 스트레스 받는 모든 사람에게 조금이나마 도움이 되었으면 하는 바람이다.

박지명

저자 서문

많은 기업들이 공통적으로 말하는 키워드가 있다. 그것은 바로 인재양성이다. 전 세계를 통틀어 보아도 경영에서 중요한 것이 사람이라는 것은 동서고금을 막론하고 공통된 대답이다.

나는 잠시 내가 근무하고 있는 곳을 소개하고 싶다. 이 회사를 다니면서 최종현 회장이라는 분을 알게 되었고 이후 난 이 분의 마니아가 되었다. 선경직물의 창업주이신 최종건 회장과 형제인 최종현 회장은 처음엔 회사와는 상관없이 미국 시카고 대학에서 공부를 하는 유학생이었다. 향후 회사가 어려워지고 부친의 부고(訃告)로 한국에 왔을 때, 형님 최종건 회장의 회사가 어려움에 처한 것을 돕기 시작한 행동이 작은 선경직물을 지금의 SK로 만들었다.

이 분의 독특한 이력은 우리나라에서 다른 대기업들보다 먼저 기업연수원을 시작했다는 것과 한국고등교육재단이라는 장학재단을 설립하여 유학생들에게 조건 없이 무료로 학비와 생활비 도움을 주었다는 것이다. 이것은 국가에서 정책적으로 시도하기 전의 일이다. 일요일 아침 MBC에서 하이든의 트럼펫 음악과 시작하던 장학퀴즈 등이 바로 그 교육에 대한 열의의 흔적이다. 최종현 회장의 인재양성에 대한 고민은 '폐기(覇氣)', 'SKMS', 'SUPEX(Super Excellent)'라는 키워드의 기업 문화를 만들었다. 많은 기업들이 인재양성에 대한 이야기는 하여도 이렇게 다양하고 구체적인 시스템을 구축하는데 진두지휘를 한 CEO는 시카고 대학을 건립한 록펠러 정도라고 밖에는 떠오르지 않는다.

그러나 최종현 회장의 저서인 《마음을 다스리고 몸을 움직여라》와 《최종현, 그가 꿈꾼 일등국가로 가는 길》에 기술되어 있는 교육에 대한 구체적 제시를 보면, 여러 면모로 인재양성에 대한 구체적인 고민과 실천을 록펠러보다 더 하였고, 그 성과를 한국고등교육재단과 같은 기업의 여러 문화 등으로 남기었구나라는 생각이 든다.

사서삼경 중의 《대학(大學)》에 '수신제가치국평천하(修身齊家治國平天下)'라는 말이 있다. 여기에서 수신(修身)의 중요성을 강조하듯 최종현 회장은 인재양성의 중요성을 심기신(心氣身) 수련으로 표현한 것이 아닌가 조심스럽게 생각해 본다. 특히《최종현, 그가 꿈꾼 일등 국가로 가는 길》을 보면 청소년에 대한 교육을 할 때 심기신 수련을 교육 과목으로 채택해야 한다는 말이 있다. 아마도 이 부분은 수신의 의미를 담고 있는 것이 아니었을까 싶다.

나는 SK회사 내에서 임직원분들에게 '패기'라는 주제로 심기신 수련을 지도하는 사범으로 일을 하고 있다. 특히 호흡명상을 통해 전쟁터 같은 생활을 하는 그들에게 깊은 안정을 갖게 하는 데에 많은 신경을 쓰고 있다. 몸과 마음 그리고 생활에 균형과 절제가 무너진다면 자신을 안정되게 할 수 없다. 호흡명상은 심신의 깊은 안정과 휴식을 준다. 그리고 이렇게 고요해진 심신은 지혜롭게 삶의 방향을 바로 보고 움직이게 하는 힘이 있다.

이런 좋은 문화가 회사를 넘어 한국 사회에 힘이 되길 바라는 마음으로 소함호흡명상에 대한 세부적인 설명과 동영상을 제시한다. 개인의 행복을 넘어 국가 전체가 행복해진다면 이것은 결국 다시 내게 돌아온다는 것을 느낀다. 각자의 삶에서 지친 심신에 소함호흡명상이 도움이 되길 진심으로 바란다.

개인적으로 20대에 어머님을 여의고, 육체 부상으로 정신적, 생활적으로 힘든 시간을 보내왔다. 누구나 원하는 삶을 지속하는 것은 생각만큼 쉬운 일이 아니다라는 것을 뼈저리게 느낀 시간이었다. 삶은 끊임없이 변화한다. 단지 내 자신이 얼마나 매 순간의 삶에 집중하고 불필요한 걱정과 자신을 지치게 하는 부정적 생각에 묶이지 않을 것인가가 중요하다. 이것이 바로 자신을 삶에 주인공으로 살게 하는 중요한 밑바탕이다.

호흡을 자연스럽게 깊은 고요함과 안정감을 지니게 하면 감정과 생각 또한 안정감을 갖게 되며 편안해진다. 이런 상태는 어려운 상황에 자신의 매듭을 풀 수 있는 소중한 전환점이 된다. 나의 작은 경험과 배움이 힘들어하는 많은 분들에게 진심으로 힘이 되길 바라는 마음이다.

인성과 사람을 중요하게 생각하신 (故)최종현 회장님은 마지막 순간에도 육필 원고로 교육의 실천과 열정을 보여 주셨다. 이에 나는 깊은 감명을 받았다. 이런 모습이 많은 젊은 사람들에게 좋은 지표가 되길 바라며 감사를 드린다.

항상 아껴주시고 오랜 전통 속에서 이어 내려오는 소중한 호흡명상의 가르침을 주신 박지명 스승님께 깊이 감사를 드리며, 인도 전통 호흡명상의 소중함을 다시 한 번 느낀다. 나를 키워준 사랑하는 가족 모두와 수진, 리안에게 감사함을 느낀다. 한국에 요가의 문화를 건강하게 접할 수 있도록 이끌어 주신 샨티요가원 이선근 원장님께 감사를 드리며, 하타 요기로서 많은 사람들에게 좋은 가르침을 이끌어 주시는 이강언 선생님께도 감사를 드린다. 오랫동안 요가서적을 출간하고 요가문화를 한국에 두루 펼치고 계신 하남출판사 사장님과 편집장님께도 감사를 드리며 이 유익함이 많은 이들에게 전해지길 바란다.

이정훈

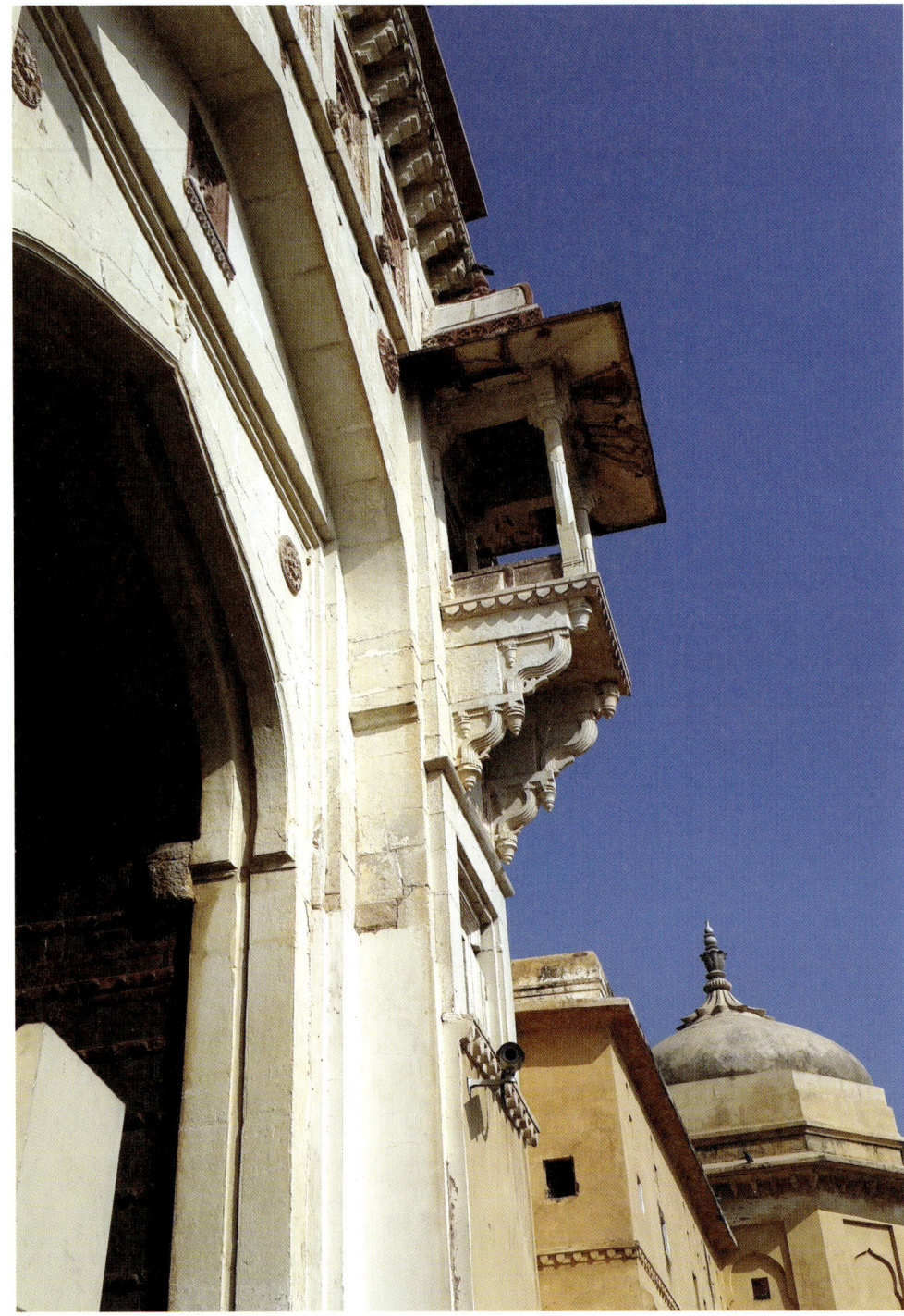

목차 /

004　　저자 서문

016　　**명상의 정의**

018　　제1장 명상의 정의

018　　　1. 명상이란 무엇인가?
020　　　2. 명상은 언제부터 시작된 것인가?
022　　　3. 왜 명상을 해야 하는가?

025　　제2장 세계의 여러 다양한 명상들

025　　　1. 요가명상
028　　　2. 불교명상
031　　　3. 도교명상
032　　　4. 유교명상
033　　　5. 유대교명상
033　　　6. 그리스도교명상
034　　　7. 이슬람명상
034　　　8. 인문학과 명상

036	**호흡명상의 유래**
038	제1장 호흡명상은 어디에서 왔나?
041	제2장 호흡명상의 역사적인 자료나 철학들
041	1. 고대 우파니샤드(Upanishad) 경전에 나타난 호흡명상
043	2. 탄트라(Tantra) 경전에 나타난 호흡명상
044	3. 샹카라(Shankara)의 경전 중에 나타난 호흡명상
045	4. 하타 요가(Hata Yoga) 경전에 나타난 호흡명상
045	5. 명상요가인 라자 요가(Raja Yoga) 계열에 나타난 호흡명상
046	6. 불교명상들에서의 호흡명상
047	7. 도교 및 유교명상에서의 호흡명상
048	8. 현대적인 명상 방식에서의 호흡명상
050	제3장 다양한 모든 명상 방법을 관통하는 호흡명상
053	제4장 호흡명상 스승들의 계보
058	**호흡명상을 해야 하는 이유**
060	제1장 삶에서 고통은 왜 일어나는 것일까?
064	제2장 스트레스를 받는 이유
066	제3장 고통과 스트레스로부터 자유로운 법

068	**호흡명상의 효과**
070	제1장 호흡명상이 몸에 주는 효과
075	제2장 호흡명상이 정신에 주는 효과
078	제3장 호흡명상이 일상생활에 영향을 주는 효과
080	제4장 호흡명상이 삶에 에너지를 주는 효과
083	제5장 호흡명상이 필요한 사람들
083	1. 직장인을 위한 호흡명상
091	2. 수험생을 위한 호흡명상
092	3. 주부를 위한 명상법
094	4. 임산부를 위한 호흡명상
095	5. 환자를 위한 호흡명상
097	6. 요가 아사나 수련생을 위한 호흡명상
100	**호흡명상의 방법**
104	제1장 호흡명상의 준비
107	1. 호흡명상과 좋은 생각 일으키기
109	2. 네 가지의 좋은 생각

109	친밀함, 천지만물과의 친밀함
109	동정심, 애틋한 마음, 베푸는 마음
110	행복, 행복한 마음
110	평온함, 놓아버림, 잊어버림

112 제2장 호흡명상과 자세

113	1. 앉아서 실천하는 호흡명상
114	쉽게 앉아서 하는 호흡명상
116	한쪽 발을 올려놓고 앉아서 하는 호흡명상
118	무릎을 꿇고 앉아서 하는 호흡명상
120	정좌자세나 연꽃자세로 하는 호흡명상
122	의자에 앉는 방법
124	2. 걸어가는 자세로 하는 호흡명상
125	걸으면서 하는 호흡명상 / 뛰면서 하는 호흡명상
126	3. 누워서 하는 호흡명상

128 제3장 호흡명상과 운동 : 태양예배

140 제4장 호흡명상과 이완법(Realxation)

142	1. 쉽게 하는 이완법
145	2. 앉아서 하는 이완법
148	3. 누워서 하는 이완법

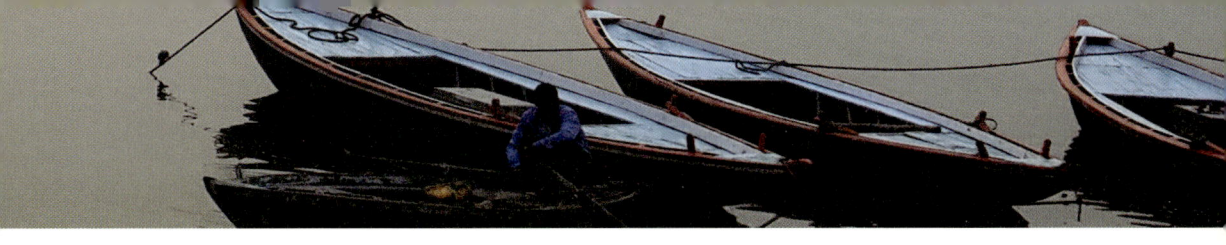

152	**호흡명상의 목표**
154	제1장 호흡명상을 통한 자아완성
158	제2장 호흡명상을 통한 행복의 발견
162	부록) 달라이라마와의 만남
165	부록) 수행자의 방법과 재가자 또는 일반인의 방법 – 명상의 수행체계 또는 다르사한(Darsahan)
169	부록) 호흡명상을 통한 체험 사례
174	찾아보기

명상의 정의

―

명상이란 변화의 멈춤이 명확하게 인식된 순간들의 연속적인 상태이다.

요가 수트라(Yoga Sutra) 4장 33절

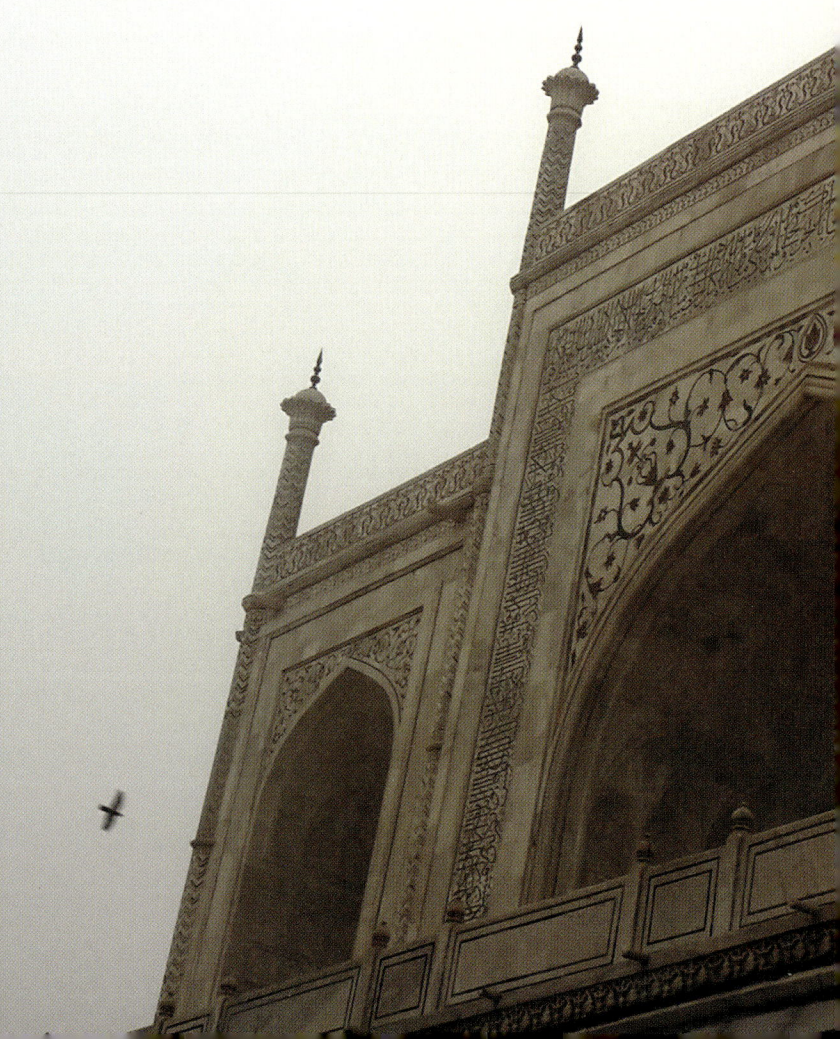

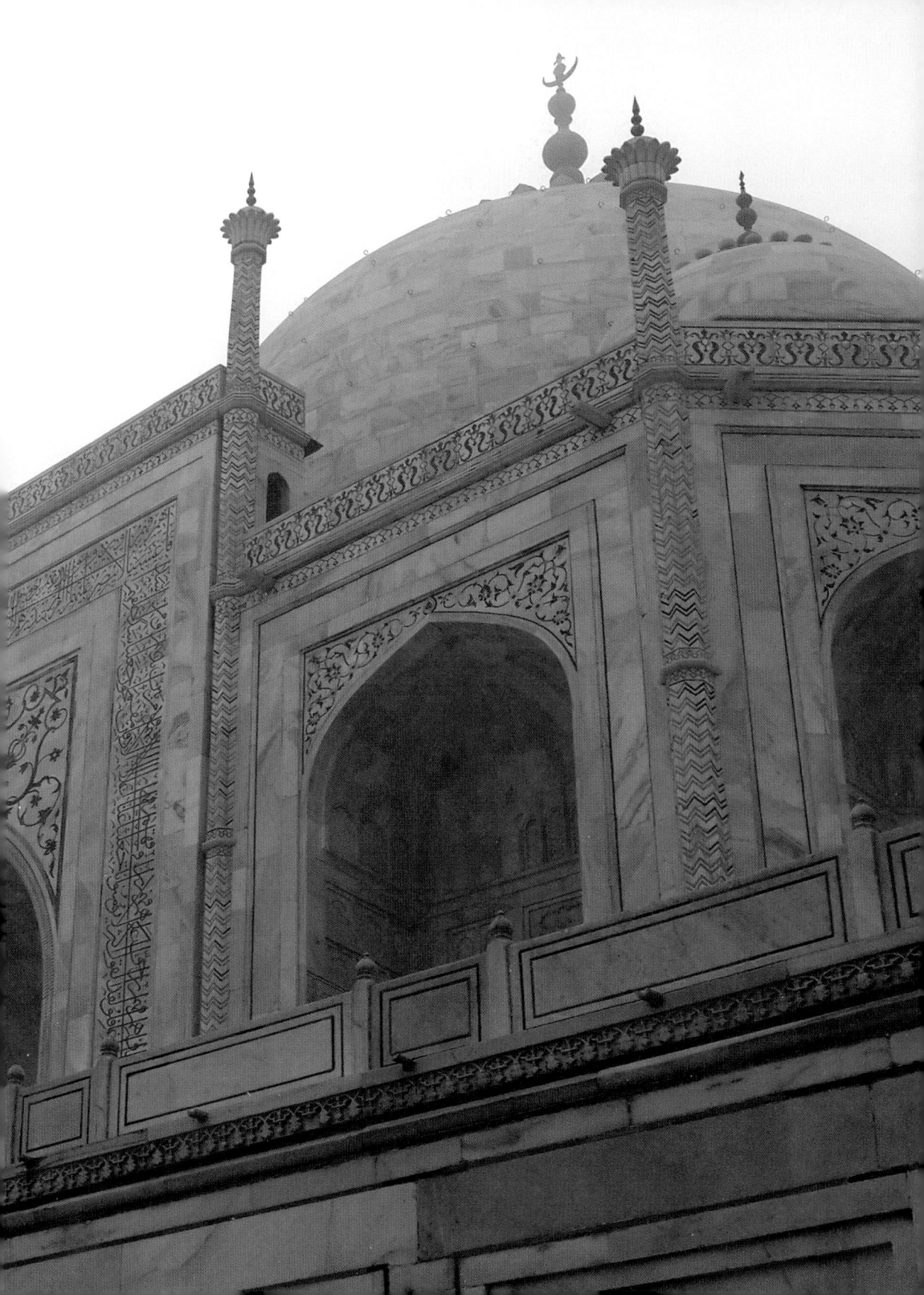

명상의 정의

제1장 명상의 정의

1. 명상이란 무엇인가?

명상이란 무엇인가? 명상은 인간의 삶이 존재했을 때부터 시작되었다. 인간은 사고(思考)함과 동시에 자신의 존재에 대한 의문을 가지게 된다. 우리는 그러한 자신의 존재를 자각하기 위하여 종교를 믿고 철학을 공부하고 내면적 수행인 명상을 실천하였다. 수많은 선인들이 명상을 수행하여 자신을 성찰하였으며 자신의 삶의 목표가 어디에 있는지를 알기 위하여 수행하였던 것이다.

삶이란 무엇인가? 삶의 목적은 있는 것인가? 삶을 살아가면서 많은 의문과 회의 그리고 많은 문제들로 얽혀진 가운데 삶의 진정한 가치는 무엇인가 하고 의문을 가지게 되는 것이다.

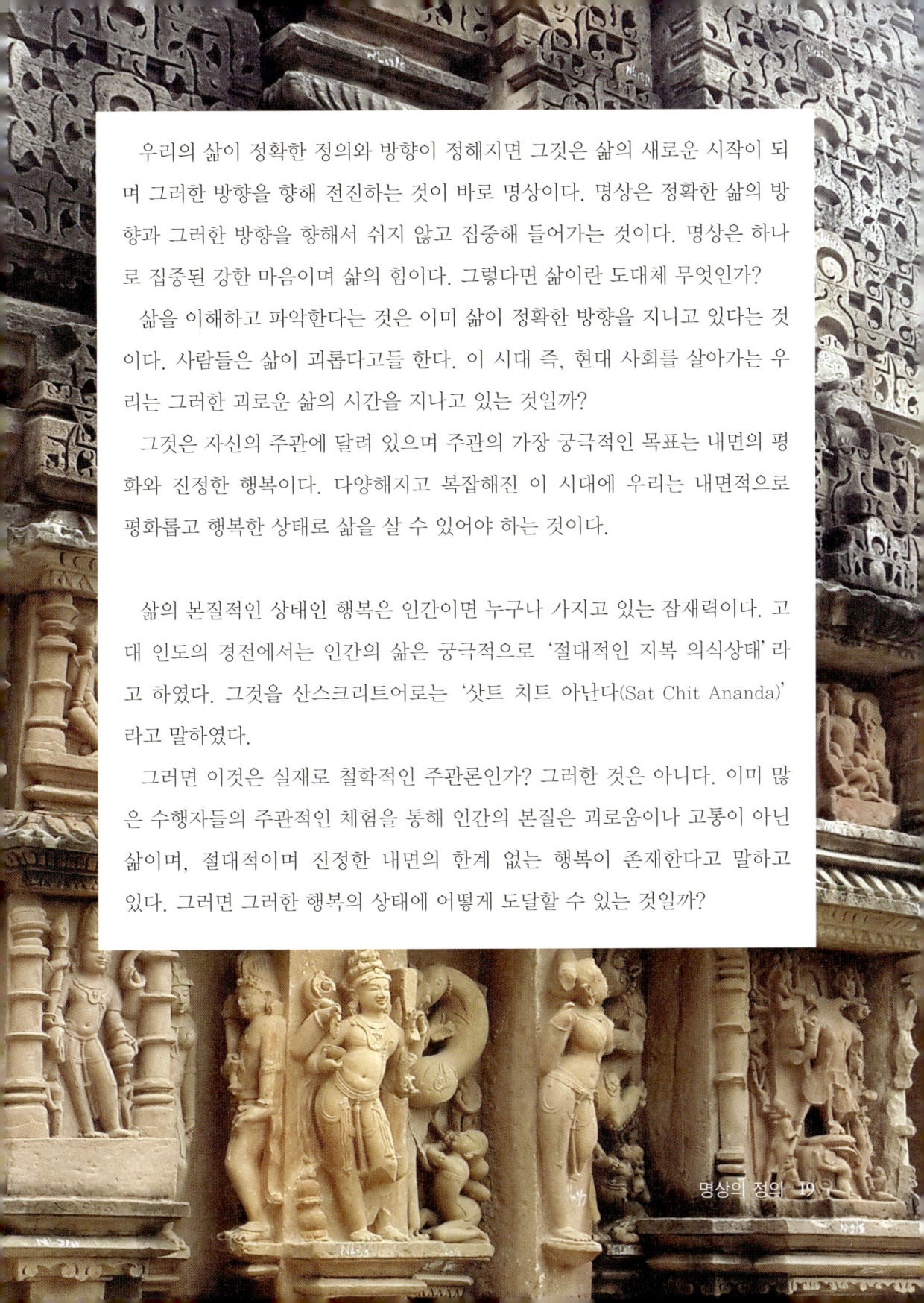

　우리의 삶이 정확한 정의와 방향이 정해지면 그것은 삶의 새로운 시작이 되며 그러한 방향을 향해 전진하는 것이 바로 명상이다. 명상은 정확한 삶의 방향과 그러한 방향을 향해서 쉬지 않고 집중해 들어가는 것이다. 명상은 하나로 집중된 강한 마음이며 삶의 힘이다. 그렇다면 삶이란 도대체 무엇인가?
　삶을 이해하고 파악한다는 것은 이미 삶이 정확한 방향을 지니고 있다는 것이다. 사람들은 삶이 괴롭다고들 한다. 이 시대 즉, 현대 사회를 살아가는 우리는 그러한 괴로운 삶의 시간을 지나고 있는 것일까?
　그것은 자신의 주관에 달려 있으며 주관의 가장 궁극적인 목표는 내면의 평화와 진정한 행복이다. 다양해지고 복잡해진 이 시대에 우리는 내면적으로 평화롭고 행복한 상태로 삶을 살 수 있어야 하는 것이다.

　삶의 본질적인 상태인 행복은 인간이면 누구나 가지고 있는 잠재력이다. 고대 인도의 경전에서는 인간의 삶은 궁극적으로 '절대적인 지복 의식상태'라고 하였다. 그것을 산스크리트어로는 '삿트 치트 아난다(Sat Chit Ananda)'라고 말하였다.
　그러면 이것은 실재로 철학적인 주관론인가? 그러한 것은 아니다. 이미 많은 수행자들의 주관적인 체험을 통해 인간의 본질은 괴로움이나 고통이 아닌 삶이며, 절대적이며 진정한 내면의 한계 없는 행복이 존재한다고 말하고 있다. 그러면 그러한 행복의 상태에 어떻게 도달할 수 있는 것일까?

이 행복의 근원을 찾아 수많은 선인들은 노력하고 수련하여 왔다. 그 노력이 바로 명상인 것이다. 명상은 생각이 존재하는 순간 철학의 명제로 되어 버린다. 누군가가 가르쳐 주지 않아도 자신의 내면으로 추구해 들어가는 주관적인 실천방법으로 명상을 하고 있는 것이다. 명상이라는 단어는 일반적으로 '고요한 가운데 마음 깊이 사물을 관찰한다'는 사전적인 의미를 가지고 있다. 결국 명상은 내면으로 향하는 하나로 집중된 강력한 마음이며, 자신과 자신의 행복을 찾는 도구인 것이다.

자신의 행복을 찾게 하고 경험하게 하는 명상은 본인 스스로 할 수도 있지만, 선인들이 수행하고 실천해 온 방식을 따라 가다 보면 보다 효과적이고 쉽게 행할 수가 있다.

2. 명상은 언제부터 시작된 것인가?

명상이란 언제부터 시작되었을까? 명상은 인간이 존재하고 사고하고 삶을 자각할 때부터 시작되었다고 보아야 할 것이다. 명상의 방법 또한 무수한 세월을 거치면서 인간이 고통스러워하고 힘든 상황마다 그것을 극복하는 방식으로 발전하여 왔다. 종교와 철학이 인간의 정신적인 영역에서 제 역할을 다하지 못할 때 명상은 실질적인 방법으로서 인간의 문제를 바로 해결하는 해결사 역할을 하였다. 따라서 명상은 직접적이며 인간의 정신 문제와 바로 연결되어져 있는 것이다.

명상이란 무엇인가? 한마디로 인간의 본질을 파악하는 수단이며 도달된 경지를 말한다. 다른 말로 한다면 명상이란 인간의 본질을 깨닫게 하는 과정과 결과를 동시에 가지고 있는 것이다. 어떠한 이름이나 수행 방식을 가지고 있든지 인간의 근본적인 본질을 도달하게 하는 방식은 모두 명상이다. 다만 그러한 다양한 방식의 특징이나 수행 방식이 다를 뿐이다.

명상의 역사 중에서 가장 오래된 방식을 찾으라고 한다면 지금부터 5000년 전에 존재하였던 인도 최초의 경전《리그 베다(Rig Veda)》에 근거를 둔다. 여기에는 '순수의식은 인간의 가장 높은 공덕이며 성스러운 신의 최고의 선물이다.'라는 뜻이 담겨 있다.

기독교권에서는 명상(瞑想)을 라틴어로 '콘템프라티오(Contemplatio)'라고 하여 묵상(默想) 또는 메디타티오(Meditatio), 즉 관상(觀想)이라고도 한다.

동양의 힌두교에서는 명상을 세 가지로 말하였는데, 요가 수트라의 경전에서는 마음을 한 곳으로 집중하는 '다라나(Darana)', 마음의 집중을 계속 이어지게 하는 '드야나(Dhyana-이것을 일반적으로 명상이라 한다)', 초월적인 의식 상태를 말하는 '사마디(Samadhi)'로 나누었다. 이 세 가지의 총체적인 방식을 '삼야마(Samyama)'하고 하며, 이것을 큰 범위에서 보는 명상이라고 하겠다.

요가의 명상에는 다양한 명상 방법이 있다. 육체적인 자세와 에너지를 행하는 '하타 요가'와 성스러운 소리를 가지고 수행하는 '만트라 요가', 에너지를 상승시키는 '쿤달리니 요가', 마음을 단계적으로 집중하여 삼매에 몰입하는 '라자 요가', 절대적인 것에 몰입하는 '그야나 요가' 등이 그것이다.

불교의 명상은 요가의 명상에서 영향을 많이 받았으나 새롭게 정립된 것이다.
특히 우리나라의 불교에서는 화두(話頭)를 직시하는 '간화선(看話禪)'과 본성을 관찰하는 '묵조선(默照禪)', 자신을 온전히 내맡기는 '염불선(念佛禪)'을 실천한다. 동남아의 근본불교에서 실천하는 명상에는 진리와 내면의 본성을 관찰하는 '위빠사나'가 있으며, 티베트불교에는 만트라의 수행을 하면서 진리에 집중을 하는 '탄트라 수행법'을 행한다.

유대교에서는 영적인 체험을 강조하는 '카발라의 수행방식'이 있으며, 이슬람교에서는 영적인 단어인 지크르를 암송하는 '수피 명상'이 있다. 도교(道敎)와 우리나라 선도(仙道)의 명상은 주천(周天)을 집중하고 몸과 마음을 일치시키고 신선(神仙)의 경지에 도달한다는 것이다. 유교(儒敎)의 명상은 삶의 진리와 윤리를 냉철하게 파악하는 수행법이다.

3. 왜 명상을 해야 하는가?

명상은 우리에게 무엇을 주는가? 세상 사람들은 먹고 살기 위해 바쁘게 움직이고 있다. 사람들은 누구든지 보다 건강하고, 부유하고, 명예롭게 살고 싶어 한다. 그러한 치열한 삶의 전쟁터에서 굳이 왜 명상을 해야 되는지, 명상이 진정 필요한 것인지 알 수 없다는 사람들도 많다.

명상을 하지 않아도 내 자신은 지금 문제가 없고 행복한데 구태여 시간과 돈을 들여 명상을 배워서 할 필요가 있는가 하는 의문을 가지는 것은 당연하다. 건강하고 젊고 돈도 많이 버는 직장인이나 경영인들 중에는 세상이 이렇게 아름답고, 기쁘고, 기분이 좋은데 왜 명상을 해야 되느냐고 반문하는 사람도 있다.

물론 앞에서도 말했듯이 사람들이 태어나면서부터 언제나 행복하고 건강하고 모든 일이 다 잘된다면 명상이란 새로운 방법을 도입할 필요가 없이 그렇게 살아가도 무방할 것이다.

그러나 그렇지 못할 때 여러 가지 힘든 스트레스의 상황들을 잘 극복하고 넘어가는 것이 중요하다. 문제는 이렇게 힘들고 어려운 삶을 어떻게 극복하고 넘어갈 수 있을까 하는 것인데, 이때는 첫째로 마음의 안정이 중요하다. 마음이 안정되고 편안하면 몸이 이완되고 휴식을 주어 서로를 보완하여 영향을 주게 된다.

명상의 가장 큰 효과는 마음에 안정을 주어 몸을 깊은 휴식 상태로 이끄는 것에 있다. 명상을 통하여 마음이 안정되면 몸도 동시에 편안하게 된다는 것은 여러 과학적인 자료를 통해 검증되고 있다. 명상을 통한 이 마음의 안정은 가장 먼저 마음에서 일어나는 수많은 질병들을 제거해 주며, 그것을 통해서 연쇄적인 마음의 질병들이 일어나지 못하게 한다. 그와 함께 몸에는 휴식을 주어서 피곤함이나 피로가 누적되어 일어나는 몸의 질병들을 통제하여 준다.

명상을 잘 활용한다면 스트레스나 긴장과 질병을 예방하면서 살 수가 있다. 그렇게 몸과 마음이 건강해짐으로써 내면은 더욱 건강하고 안정되며 강해지고 그럼으로 삶을 성공적으로 이끌 수가 있는 것이다.

명상은 안과 밖, 즉 내면과 외면을 동시적으로 발전시켜 주며 어떠한 외부적인 투자가 없이 스스로 하는 경제적이며 실용적인 이상적 기술이다. 명상을 생활에 활용하면 자신의 삶을 가치 있고, 활력에 넘치게 하는 메커니즘을 터득할 수 있는 것이다.

명상은 우리가 이 세상을 어떻게 잘 살고, 이 세상을 떠날 때에는 어떻게 잘 떠날 수 있는가 하는 근본적인 문제를 직시하게 해준다. 그것은 자신이 생각하고, 말하고, 행동하며 살아가는 이 사회에서 최선을 다해 긍정적으로 살게 하는 힘을 주며, 삶의 본질을 자각시켜 주는 역할을 한다.

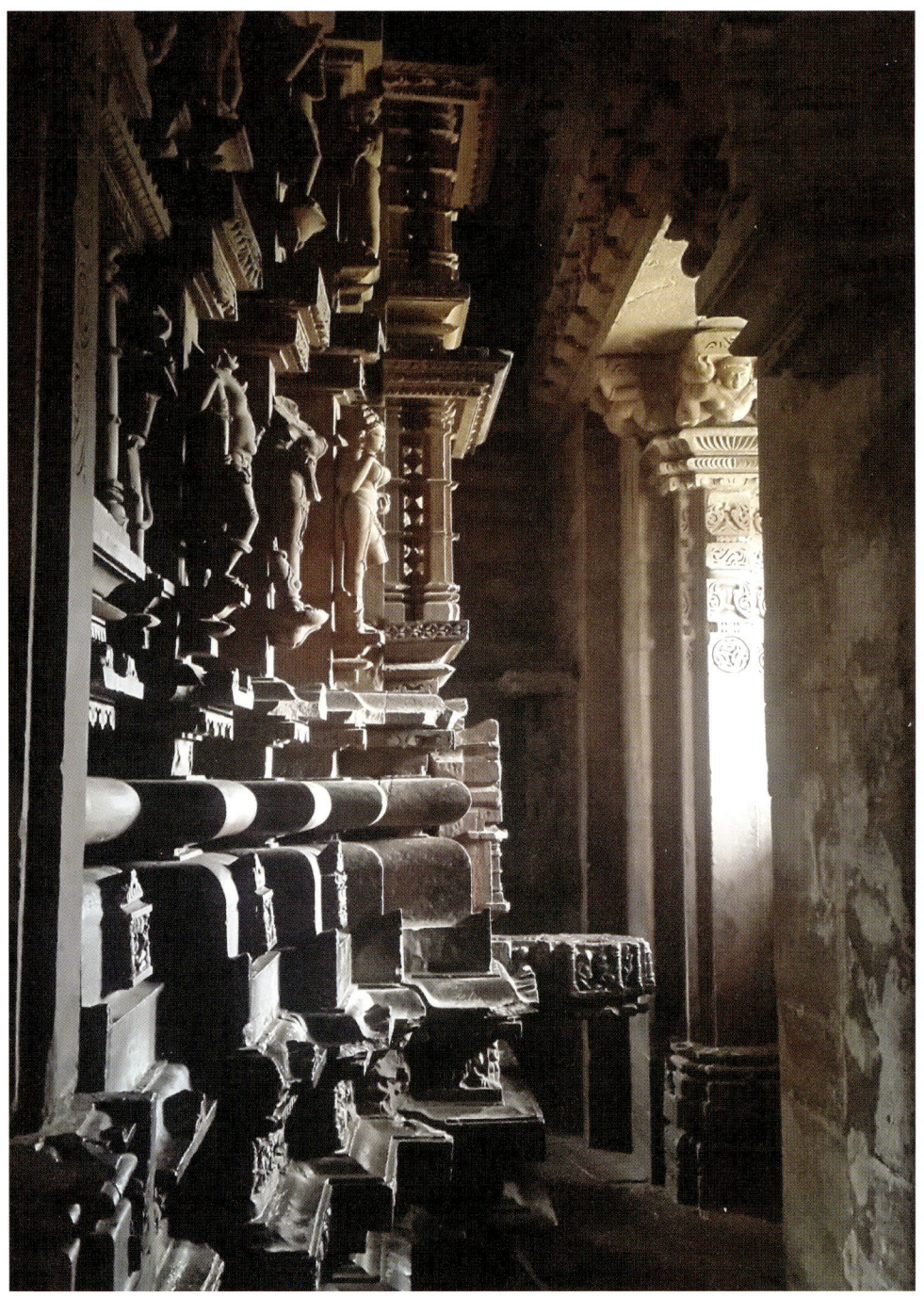

제2장 세계의 여러 다양한 명상들

명상은 인간의 존재에 대한 자각과 진정한 행복을 찾으려는 방편이기 때문에 고대부터 세계 곳곳에서 인종과 종교와 도그마(Dogma)를 떠나 누구나 이 명상을 실천하려고 하였다. 경전에 남아 있는 명상 중에 가장 오래된 방법은 인도의 베다와 우파니샤드의 리쉬들에 의한 것이다. 그들의 방법은 고대의 기록 중에 가장 오래되고 체계적인 명상의 방법으로 남아 있다. 그 후에 불교와 자이나교의 방법들이 내면으로 성찰해 들어가는 방법들로 존재하였으며, 중국의 도교나 유교와 불교의 방법 역시 독특하게 자신의 내면을 성찰하게 하는 방법으로 남아 그 방법론이 경전으로 전해 내려온다.

세계적으로 다양한 명상들이 존재하는데, 이 명상을 경전으로 정립하고 체계화시킨 것은 인도의 요가명상과 불교명상이 가장 잘 되어 있으며 그 다음으로는 도교의 명상이 어느 정도 정립이 되어 있다. 그 외에는 종교적인 명상법으로 기독교나 이슬람 그리고 시크교나 자이나교 및 유교의 명상들이 나름대로 정립이 되어 있다.

1. 요가명상

요가명상은 5000년의 오래된 전통을 가지고 있고 불교 이전의 우파니샤드의 전통으로부터 스승과 제자로 그 전통이 내려오고 있다. 그 전통이 내려와 다양한 명상의 방법으로 맥락이 이어져 내려오고 있는 것이다. 요가명상은 지금부터 오래 전부터 가르침이 전승되어 내려오고 경전도 동시에 내려오고 있다.

요가명상 중에서 대중적이며 많이 알려진 명상의 방법이 바로 만트라 요가(Mantra Yoga) 명상법이다. 만트라 요가명상은 산스크리트어로 신성한 소리라는 만트라를 가지고 명상의 도구로 쓰는 방법인데 많이 알려진 방법이다. 만트라는 순수한 소리를 가지고 있으며, 그것을 반복해서 명상을 실천하게 되면 마음이 안정된다고 한다. 여기에는 다양한 만트라의 방법이 있다.

하타 요가(Hata Yoga) 명상은 위대한 용기나 결단 그리고 육체적 건강을 위해 실천되었기 때문에 근대 서양사회가 접근하기에 어려움을 덜 겪었으며 넓게는 사실상 신체를 치료하는 하나의 형태로서 적용되었다. 하타 요가는 힘의 길이며 쿤달리니 삭티(Shakti) 에너지 또는 뱀의 힘이라고 불리는 육체의 영적 에너지의 각성에 초점을 맞춘다. 에너지는 육체의 일곱 개의 중요한 영적인 중심 부위인 차크라를 통하여 생성된다. 이 수행 방법인 쿤달리니 요가(Kundalini Yoga)는 내면의 에너지 센터인 차크라(Chakra)에 집중하거나 잠자고 있는 에너지 센터를 일깨워 자신의 본질을 열어가는 방법이다. 하타 요가의 여행은 의식의 이원성의 궤도가 없는 황홀경의 경험이 일어나면서 머리 위의 크라운 센터인 사하스라라 차크라(Sahasrara Chakra)에서 끝이 난다.

박티 요가(Bhakti Yoga) 명상은 신의 이름을 반복하고 집중하는 명상법이다. 신이나 스승의 이름을 반복하면서 헌신적으로 내면으로 몰입해 들어가는 방법이다. 박티 요가는 자기초월성의 헌신의 길이며, 모든 사람과 존재에 부여된 모든 것을 포용하는 신성에 대한 완전한 사랑의 길이다. 이 방법이 쉬운 방법처럼 생각되지만, 정신적인 결과를 가져오기 위해서는 우리의 헌신과 사랑이 보다 강하고 순수해야만 한다. 박티 요가는 감성적으로 유연하고 부드러운 사람과 열려진 마음을 계발하기를 추구하는 사람에게 가장 적절한 것이다.

카르마 요가(Karma Yoga) 명상은 자신을 넘어서는 행위의 길이다. 이것은 바가바드 기타(Bhagavad Gita)에서 가르치고 있다. 우리가 정신적인 존재에 대한 자각이 없이 자기 자신만을 생각하는 이기주의로부터 행동하는 한 '행위' 또는 '카르마(Karma)'는 언제나 의식을 속박한다. 그것은 행위가 우리의 진실한 존재를 더욱 더 어둡게 할 유사한 성질을 가진 다른 행위를 만들어 내는 욕망에 이르게 한다. 카르마 요가 수행자는 이러한 악순환을 무너뜨리고자 다른 사람들에 대한 봉사와 이기적이지 않은 일의 규율과 규범을 통하여 정신적인 자유를 인도한다. 산속 깊은 동굴에서나 숲에서 수행하는 힘든 금욕주의는 현대의 생활 방식과 맞지 않기 때문에 카르마 요가명상은 현대 세계에 생활하는 모든 요가 수행자들에게 적용될 수 있다. 카르마 요가는 일 지향적인 우리의 사회에서 보다 건강함과 균형된 삶을 가져다줄 수 있다.

　라자 요가(Raja Yoga) 명상은 내면으로 집중하는 방법을 말한다. 나의 존재를 파악하고 나는 절대 존재라는 것을 집중해 들어가고 자각하는데 여러 수단의 방법이 있다. 라자 요가는 왕의 길이며 내적·외적인 자유나 해탈 그리고 명상에 의해서 실천된다. 라자 요가는 서기 100년 정도에 파탄잘리(Patanjali)에 의해 쓰여졌다는 《요가 수트라》에서 기본적인 형식을 가지고 온 고전적인 요가와 같다. 라자 요가는 8가지로 짜여져 있다. 그것은 하지 말아야 할 규범, 해야 할 규범, 자세, 호흡 통제, 감각의 통제, 집중, 명상 그리고 초의식에 대한 것이다. 라자 요가는 내면으로 향하는 능력이 필요하고 고도의 통찰력과 냉정함을 동시에 수행한다. 집중을 잘하고 명상을 수행하는 이들에게 적합하다.

　그야나 요가(Gyana Yoga)는 나의 존재가 바로 한계 없는 존재라는 것을 직접적으로 깨닫는 방법이다. 그야나 요가는 통찰력과 분별력과 지혜의 길이다. 실체의 진리와 허상, 또는 외부적인 쾌락과 진정한 행복을 구별하게 하는 통찰력이나 직관의 지혜이며 이것은 내적·외적 포기나 내버림에 의해 도달된다. 영적인 과정이 우리를 제한하는 몸과 마음의 조합 그 이상이 아니라는 제한된 망상으로부터 벗어나게 하는 것이 그야나 수행자의 길이다. 그야나 요가는 지적 총명함과 통찰력 그 이상을 요구하며 초심자에게는 맞지 않는다. 그러나 고도의 직관과 분별력을 부여받은 사람은 그들의 영적인 생활에서 그야나 요가를 수행할 수 있다.

탄트라 요가(Tantra Yoga)에는 내면의 내 자신이 우주적인 신성과 하나가 되는 다양한 방법들이 있다. 탄트라 요가는 모든 요가 중에서 가장 동양적이며 비전되는 요가이다. 탄트라 요가의 이념과 의식 중 일부는 요가 수행자들에게 의미 있는 것으로 보인다. 우주적인 에너지에 내면적인 몰입을 하고 집중하는 수행법이다.

2. 불교명상

불교명상의 방법 중에서 남방불교의 명상이 있는데, 여기에는 고요함으로 몰입하는 사마타(Samata) 명상이 있다. 그 사마타는 40여 가지가 있으며, 그중에 4가지의 주요한 명상이 있다. 첫째는 붓다를 생각하는 명상인 붓다누사티(Buddhanusati), 둘째는 자애심을 증가시키는 명상인 메타(Metta), 셋째는 자신의 몸을 부정(不淨)한 것으로 보는 명상인 아수바산나(Asubhasanna), 넷째는 모두가 죽는다는 현실을 직시하는 명상인 마라나사티(Maranasati)가 있다.

고요한 사마타 명상은 몸과 마음이 유연해지면서 선정(禪定)에 드는 방법이다. 이 상태는 마음이 유연해지고 수용적으로 된다. 몸과 마음이 유연해지면서 의식이 보다 넓어지고 확장된다. 사마타 명상에서 중요한 것은 호흡을 할 때 호흡을 세면서 하는 명상인데 그것은 위빠사나 명상에서도 동시에 적용된다.

위빠사나는 세 가지의 방법이 있는데, 첫째는 호흡을 알아차리는 사마타의 수행인 아나파나사티(Anapanasati), 둘째는 감각을 관조하는 위빠사나 수행인 베다나누파사나(Vedananupasana), 셋째는 자비관(慈悲觀) 수행이며 자애한 마음의 수행을 실천하는 것이다.

위빠사나의 첫 번째 단계는 배의 움직임을 알아차리는 것이며, 두 번째 단계는 수행 도중에 일어나는 생각을 알아차리는 것이며, 세 번째 단계는 몸의 느낌을 관찰하며 걷는 것과 일상의 행위를 관찰하는 것이다. 그리고 네 번째의 단계는 장애 등에 대해서 관찰하는 것이다.

티벳불교명상에는 다양한 수행법이 존재한다. 티벳 수행을 '람림(Lam Rim)' 명상이라고 하는데, 람림의 람(Lam)은 수행법을 말하고 림(Rim)이란 단계를 말한다. 따라서 람림이란 수행 과정 또는 단계를 말하는 것이다. 티벳불교에서는 보리심(菩提心)에 대하여 명상한다. 보리심은 사람들을 고통에서 해방시키려고 지혜를 얻겠다는 마음이다. 무지를 제거하고 장애를 제거하여 지혜를 얻으려면, 보리심이라는 마음을 갖고 티벳어로 곰(Gom)이란 명상을 한다. 티베트어로는 '곰'은 익숙하고 능숙해진다는 말이다. 이 명상은 마음을 덕성(德性)에 숙련되도록 만드는 것이다.

덕성에 익숙해지면 마음은 고요하고 안정된다. 족곰(Che Gom)인 '고요히 머무는 지(止)'와 쪽꼼(Jok Gom)인 '특수한 통찰력인 관(觀)'에 대해서 명상해야 한다. 람림의 명상 수행의 관점에서 보면 사람들 속에 있는 강한 욕망은 행복을 누리며 고통을 피하려고 하는 것이다.

행복이 지금의 생애에 한정되었다는 것과 우리가 추구하는 행복으로 가는 길이 근본적으로 물질적이라는 생각이 우리가 행복하지 않은 이유인 것이다. 누구도 피할 수 없는 죽음을 모르고, 죽음의 의미를 모른다는 것이 현재의 생에서 평온한 마음을 가질 수 없는 이유인 것이다. 죽음을 만나고 죽음 이후의 과정에서 두려움 없이 만나야 하는 것이다. 람림 명상의 수행 단계는 이러한 삶과 죽음을 근원적으로 변화시키는 수행법이다.

티벳명상의 수단은 세 가지가 있다. 첫 번째 수단은 무드라(Mudra)인 몸의 동작이며, 두 번째 수단은 만트라(Mantra)인 성스러운 소리이며, 세 번째 수단은 사마디(Samadhi)인 삼매 또는 초의식을 말한다.

불교가 중국으로 건너오면서 획기적인 수행법으로 전환되는데, 그 수행법이 '선(禪)'이다. 여기에는 염불선(念佛禪)이나 묵조선(默照禪)이 있으며, 조사선(祖師禪) 또는 간화선(看話禪)이 있다. 염불선은 붓다의 이름을 명상하는 것이며, 묵조선은 간화선처럼 수행 방법인 화두(話頭)나 공안(公案)을 하는 것이 아닌 본래 그 자신의 본성을 비추어 보는 명상 방법이며 고요하게 앉아서 몰입하는 방법이다. 모든 감각기관을 통제하여 고요한 마음을 유지하면 본연의 빛이 밝아진다는 것이다.

인도의 불교가 중국과 한국과 일본으로 전파되면서 간화선은 새롭게 발전된 수행법으로 독특한 수행의 문화를 창출하였다. 지금도 한국과 일본에는 참선의 수행법이 정리되고 새롭게 발전된다.

간화선은 수준이 높은 수행법으로, 수행자들의 질문과 대답의 말 이전의 말인 '화두'로 깨달음을 얻는다는 뜻이다. 수행자들 또는 스승들의 1700개의 선문답인 질문과 대답을 선택하고 그 선문답 중에 핵심적 말을 의심을 통하여 수행해 나가는 것이다. 조사들이 던지는 말과 생각의 길은 끊어져 있고 넘어서 있다. 수행자의 입장에서 보면 화두에는 여러 감추어진 관문들이 있는 것이다.

3. 도교명상

　도교명상은 노자(老子)와 장자(莊子)로부터 전승되어 왔다. 여동빈(呂洞賓)의 《태을금화종지(太乙金華宗旨)》는 중국의 도교 또는 선도의 고전적 명상 수행 경전이다.
　선도를 단(丹)의 도(道)라고 하며, 또는 불사의 죽음 없는 성품이라는 금단(金丹)의 도(道)라고 하기도 한다. 그래서 잃어버린 단을 회복하여 불로불사의 금단을 이룬 사람을 가리켜 신선(神仙)이라고 한다. 이 단(丹)을 회복하는 것에 따라서 천단법(天丹法)과 지단법(地丹法)과 인단법(人丹法), 세 가지로 구분이 된다. 천단법은 하늘의 기를 받는 것이며, 지단법은 각종 약초의 복용을 말하며, 인단법은 남녀의 성적인 방중술 선법을 말한다. 중국의 선도는 이 세 가지 선법을 중심으로 여러 파로 갈라지게 되었다.
　위백양(魏伯陽)의 《주역참동계(周易參同契)》는 노자의 도덕경에 이어 도교에서의 수련에 많이 쓰이는 수행서이다. 주역참동계는 중국의 후한 말부터 삼국 시대 초기의 사람으로 짐작되는 의저술로서 우주 원칙에 순응하여 단(丹)을 연마하고 장수(長壽)의 목적 달성을 역(易)의 원리로써 풀이한 책이다.
　모든 도교의 경전은 호흡을 중시한다. 마음과 숨이 하나가 되고, 듣는 것을 멈추게 하면 무의식의 세계에 들어가 영적으로 하나가 된다. 마음을 비우고, 호흡을 깊게 실천함으로써 의식적으로 호흡을 통해서 외부로 나가지 못하게 하고, 그래서 그것이 호흡을 부드럽게 하면서 정기(精氣)나 에너지를 축적하는 것이다.
　내관법으로 기운을 모으도록 의식을 집중한다. 내면으로 들어가는 기운의 소리를 듣기 위해 정신을 그리로 쏟는다. 몸의 기운을 배꼽 밑의 단전혈(丹田穴), 항문 위의 회음혈(會陰穴), 등뼈, 목, 머리 꼭대기의 백회혈(百會血)로 회전시킨다. 그것을 백회혈에서 관원혈(關元血), 혀끝, 단전혈으로 내린다. 이것이 소주천(小周天)의 수행이다.

단전혈에서 회음혈, 거기서 둘로 나누어 두 다리로 내려가 발바닥 밑의 용천(湧泉穴)까지 내린다. 다시 회음으로 올린 기운을 소주천으로 연결하고 목에서 양팔로 나누어 손가락 끝으로 보낸다. 이것이 대주천(大周天)의 수행이다.

구체적으로 말한다면 몸과 에너지와 마음인 정(精), 기(氣), 신(神)을 단계적으로 발전시키는 것이다. 첫 번째는 연정화기(練精化氣)이며 정을 기로 전환시키는 방법이다. 기를 소주천에서 대주천으로 돌리는 것이다. 두 번째는 연기화신(練氣化神)이며 기를 신으로 전환하는 방법이다. 순수한 자신의 에너지 형태인 양신(陽神)을 형성하는 것이다. 세 번째는 연신환허(練神還虛)이며 신을 우주의 근원인 순수한 허공과 하나가 되게 하는 것이다.

4. 유교명상

유교명상법이란 자신의 내면적인 수양을 사회적인 활동으로 연결시키는 것이다. 유교명상법은 계속되는 자신의 내면적인 명상인 성찰(省察)을 하는 것이다. 유가명상은 고전적인 유가학파보다 신유가학파가 불교의 영향을 받아 발달된 것으로 성리학(性理學)으로 발전되었다. 사서삼경의 경전을 암송하고 그 구절 하나하나를 사색하고 실천하는 것이다. 명상에 대한 말은 《대학(大學)》에 나오는데, 이율곡의 《격몽요결(擊蒙要訣)》에 있는 '거경궁리(居敬窮理)'와 대학의 '격물치지(格物致知)'가 있다. 거경궁리는 모든 생각들을 끊고 집중하는 것이며, 격물치지는 사물로 나아가 아는 것에 이르는 것이다.

5. 유대교명상

유대교명상인 카발라(Kabala)는 성경의 구약에 나오는 선지자들의 명상 방법이다. 카발라라는 단어는 '스승이 제자에게 비밀리에 말로 전수해 주는 것'인데, 스승에게 다가가 비밀리에 전수받는다는 것은 인도의 우파니샤드(Upanishad)와 비슷하다. 카발라는 수행자로 하여금 자신의 한계를 자각하고 수행하여 더 높은 의식 상태로 나아가도록 한다. 그래서 육체의 한계를 벗어나 내면의 자유를 얻을 수 있게 한다. 유대교명상의 티페렛(Tiferet)이란 의식이 고도로 깨어 있는 상태를 체험하는 것이며, 수행자는 이러한 상태에서 자신을 관찰할 수 있다. 이러한 상태에서 신과 인간을 연결하여 천국으로 들어가는 체험을 한다.

6. 그리스도교명상

기독교의 명상법은 초기 기독교의 영적인 체험을 바탕으로 영지주의(靈知主義)에서 나온 것이다. 하지만 명상법을 실천하는 것보다 사람들에게 전파하는 복음을 더 중시하게 된다. 그렇지만 고요한 기도를 통하여 내면으로 몰입하려고 하는 단체들도 있다. 카톨릭에는 묵상(默想)과 관상(觀想)이라는 명상수행법이 있다. 이는 하나님과 관계에서 깊은 고요함으로 들어가 자신의 믿음과 사랑을 체험하게 하는 명상법이다.

7. 이슬람명상

이슬람교에서는 수피(Sufi)명상이 있다. '수피'라는 뜻은 아라비아어로 양모를 의미하는 '수프(Sup)'에서 유래했는데, 양모를 걸친 이를 말한다. 곧 수피는 스스로 홀로 수행하는 사람을 가리킨다. 수피는 다양하고 체계적이다. 이슬람 언어로 지크르(Zikr)는 신을 기억한다는 것이며, 큐브르(Qubr)는 신에 대한 사랑으로 세속적인 욕망을 버린 것이며, 마합바(Mahabba)는 주관과 객관이 하나가 되는 것이며, 화나(Fana)는 자연스럽게 언제나 신과 하나인 것을 자각하는 것이며, 바카(Baqa)는 최상의 상태를 말한다. 바카는 다시 수행자의 노력에 의한 상태인 마쾀(Maqam)과 신의 축복에 의해 일어나는 상태인 할(Hal)로 구분된다.

8. 인문학과 명상

얼마 전 방송에서 외국의 많은 사람들이 명상을 하는 내용이 방영되었다. 명상을 배우고 접하는 사람들이 특정한 종교를 가진 목사님, 종교와는 전혀 무관한 학생, 남성이나 여성 샐러리맨, 노인 등으로 어떠한 구분 없이 모임에 참여하는 모습이 신선하였다. 이 명상을 운영하는 단체는 일상 생활에서 스트레스로 힘들어 하는 많은 사람들에게 마음에 여유와 편안함을 주기 위한 목적으로 가지고 종교의 색채를 갖지 않은 상태에서 운영을 하였다.

지금 서양에서는 불교가 유행하기도 한다. 하지만 이 사람들은 불교를 토테미즘적인 종교가 아닌 철학과 그 실천 방법으로 받아들이고 명상을 통해 편안하고 안정된 마음을 찾고 삶의 질을 풍요롭게 하고자 하는 사람들이다.

시대가 점점 발전하고 변화하는 양상을 보이면서 사람들은 스트레스나 다양한 변화에 적응하기 어려운 여러 문제에 대해 고민을 하고 자신의 행복에 대한 방법을 찾아나서기 시작했다. 요즘 한국에서 인문학에 대한 유행이 급속도록 퍼지기 시작한 것도 이와 같은 맥락이다.

인문학이라고 하면 책을 보고 뭔가를 배워야 하는 학문의 형태로 이해할지도 모른다. 하지만 인문학은 우리 삶의 근원적 형태를 탐구하고 이해하려는 학문이다. 물질적 성장을 추구하던 우리의 삶을 풍요롭고 행복한 내면의 질적 팽창으로 전환시키려는 의도가 인문학이라는 도구를 선택했을지도 모른다.

명상은 인간과 신 그리고 삶의 본질을 묻는 과정에서 형태를 이루고 있다. 하지만 어떤 편중된 종교와 의식의 형식으로서가 아닌 행복을 추구할 수 있는 문화의 형태로 우리 생활에 다가오고 있다.

삶의 안정과 질서를 위한 공자의 철학에서 시작한 유교는 지금 우리 삶의 문화로서 자리를 잡았다. 이와 같이 인문학은 우리의 삶을 더욱 풍요롭고 인간적으로 살아가게 할 본질적 학문이다. 여기에 명상은 더하면 우리의 바쁜 호흡을 편안하게 바꾸어 안정된 시야로 긍정적으로 삶을 보게 하는 소중한 문화가 될 것이다.

자신의 안정은 관계가 연속됨에 따라서 가족, 사회 그리고 점진적으로 모두에게 안정된 모습 자체로서 보여지게 될 것이다. 인위적으로는 긍정적으로 보고 행동할 수 없다. 성난 파도에서 배를 몰고 가기 어렵듯이 우리는 자신의 깊은 고요함을 통해 삶을 보아야 한다. 그러기 위해서는 자연스럽게 안정된 상태를 이루는 것이 필요하다. 인문학의 절정이 바로 사람이며 행복이듯이 명상의 절정 역시 사람이며 행복이다.

호흡명상의 유래

죽음도 없고 불멸도 없고 밤도 없고 낮도 구별도 할 수 없다.
초월적이 아닌 그곳에 하나의 호흡의 움직임만 존재한다.

리그베다 나사디야 숙타(Rig Veda Nasadiya Sukta) 10. 129. 2

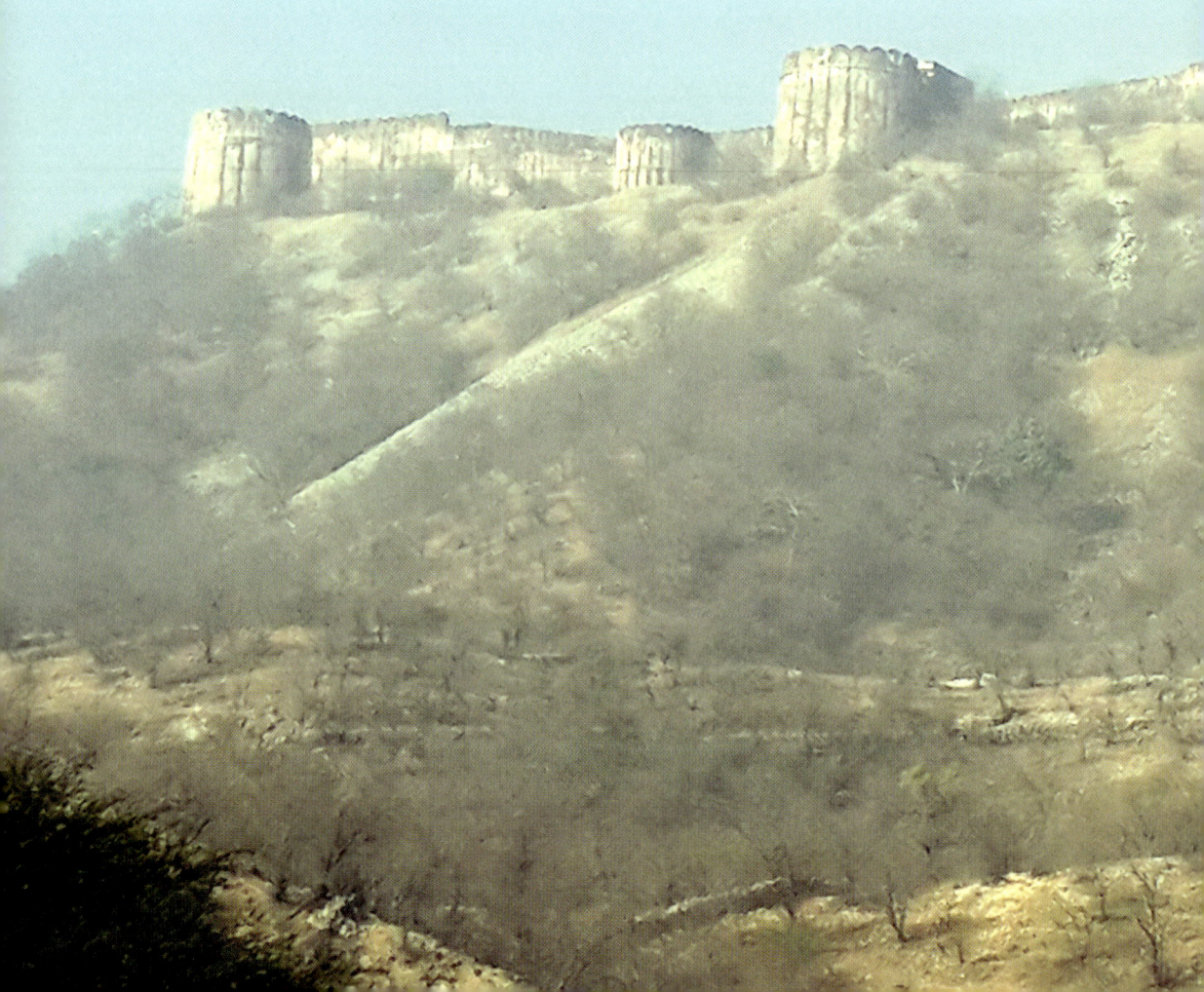

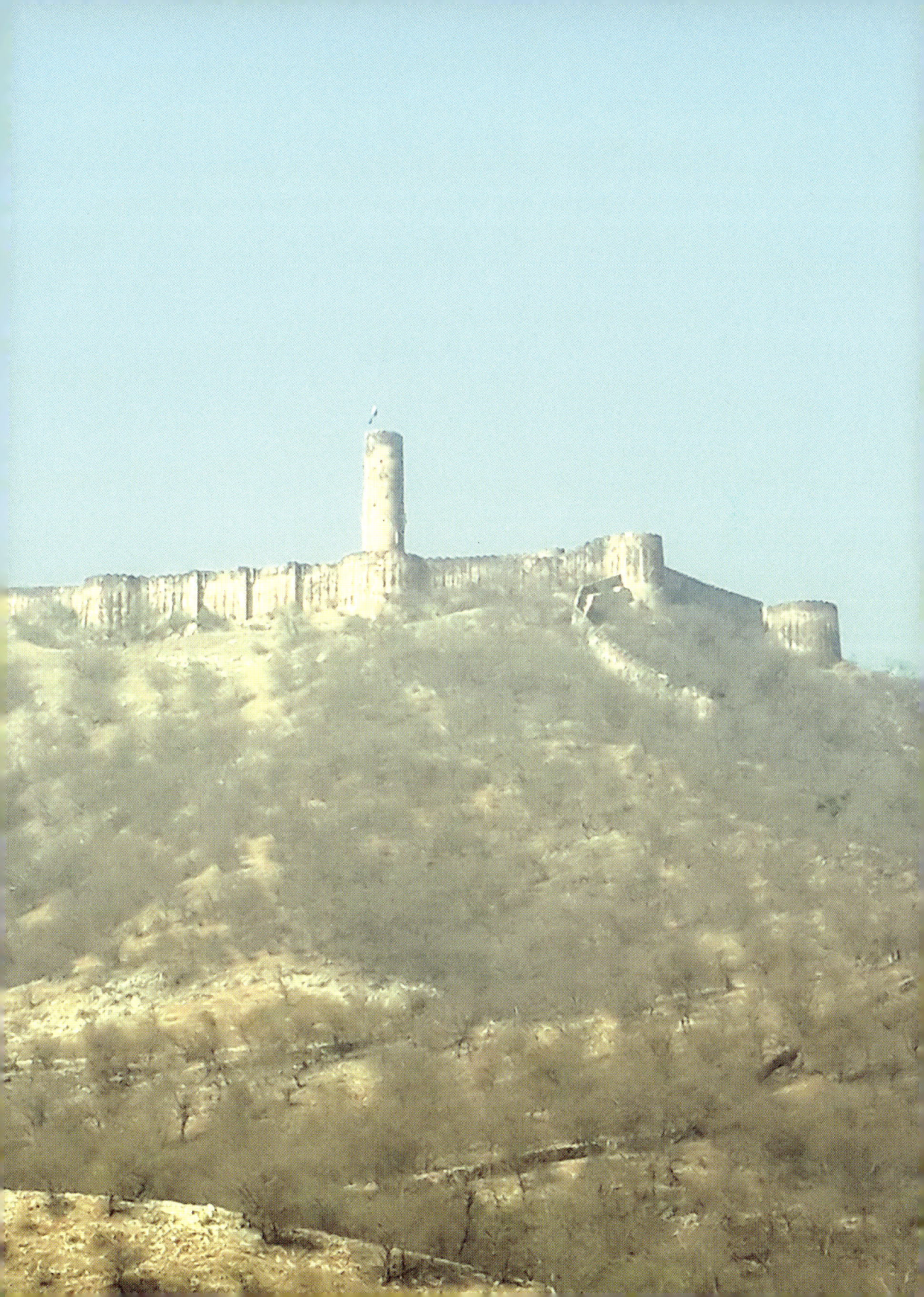

호흡명상의 유래

제1장 호흡명상은 어디에서 왔나?

　사람들은 일반적으로 호흡을 하면 살아 있는 것이라고 단정하고 호흡이 끊어지면 죽은 것이라고 한다. 이렇듯 인간은 존재하면서부터 숨을 쉬면서 생존한다. 생각하고 철학적인 존재를 분석하기 시작하는 것도 숨을 쉬고 생존한 후의 일이다. 우주로부터 인간은 그들이 존재한 긴 시간 속에서 진화하고 발전하면서 영장류의 대열에 속하고 정신적인 삶을 살고 종교를 가지며 신을 이해하면서 살아왔다.

　그러한 가운데에서도 인간은 생존하기 위해서 숨을 쉬었으며, 이 숨은 몸과 마음의 중간자 역할로서 계속 존재하여 왔던 것이다. 그래서 숨은 인간 삶의 바로미터(Barometer)이자 중요한 삶의 수단이며 결코 떨어질 수 없는 밀접한 관계를 가지고 있다. 따라서 호흡명상은 숨을 쉬면서 사색하는 인간의 본질적인 삶 속에서 탄생된 것이다.

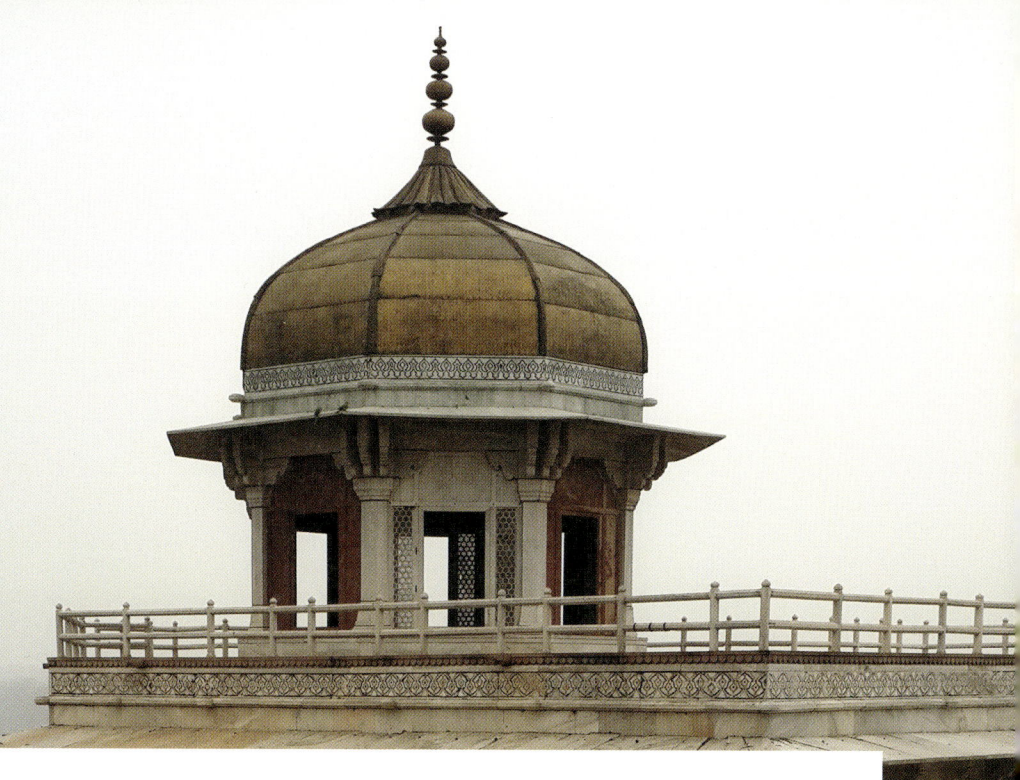

 명상 또는 호흡명상의 역사가 얼마나 오래 되었는가 하고 질문을 받는다면 인간의 역사만큼이나 오래되었다고 말할 수가 있다.

 인간의 역사를 따지고 본다면 우리처럼 생각하고 사색하는 정신적인 인간의 역사는 약 4만년 전의 호모사피엔스 사피엔스(Homo sapiens sapiens)로부터 시작되었으며, 문명을 가진 것은 1만년 전, 더 나아가 글자로 경전을 만든 것은 5천년 전이며, 최초의 명상 경전이 쓰여진 것은 4~5천년 전이다. 이 긴 우주와 인간의 역사 중에서 생각하고 사고하여 명상을 체계화한 것이 불과 3~4천년 전후인 것이다.

 명상의 역사가 이 정도이며, 거기에 첫 번째 명상에 대한 경전이 바로 산스크리트어로 구성된 베다(Veda)와 우파니샤드(Upanishad)와 요가(Yoga)의 경전이며, 그 다음이 불교의 경전과 자이나(Jaina)교 경전이며, 중국의 도교와 유교의 경전이며, 기독교와 이슬람 경전들이다.

명상의 원조라고 할 수 있는 호흡명상은 여러 경전에 직간접적으로 표현되어 왔으며 누구든지 언제나 행할 수 있는 보편적인 명상법이다. 그러기 때문에 여러 종교나 수행 단체에서는 호흡과 명상과의 관계를 말하였다.

호흡명상에 대하여 구체적으로 언급한 가장 오래된 기록은 인도의 우파니샤드 경전이다. 함사(Hamsa) 우파니샤드와 프라스나(Prasna) 우파니샤드에는 호흡명상을 아주 명확하게 표현하고 있다. 그와 함께 요가 경전인 게란다 삼히타(Gheranda Samhita)와 탄트라(Tantra) 경전들에도 언급이 되어 있다.

남방불교인 테라바다(Theravada)불교의 《안반수의경(安般守意經)》과 《대념처경(大念處經)》에도 언급이 되어 있으며, 중국의 도교 경전인 《주역참동계(周易參同契)》나 우리나라의 선도 및 유교의 경전인 《용호비결(龍虎秘訣)》에도 호흡명상에 대한 언급이 되어 있다. 이와 같이 호흡명상은 인종과 나라에 관계없이 실천되어 왔으나, 일반인도 쉽게 행할 수 있고 부작용이 없어야 한다는 것이 중요하다.

호흡명상은 숨을 쉬는 인간의 생존과 연결되어 있는 명상이기에 누구든지 본질적으로 자신의 몸과 마음을 주시하고 지켜보도록 하게 한다. 그래서 호흡명상은 인간 자신의 본질적인 존재를 깨닫고 스스로 자각하려고 하는 명상이며, 모든 명상의 근원적인 방법이라고 볼 수가 있다.

제2장 호흡명상의 역사적인 자료나 철학들

인간의 삶에서 가장 중요한 매개체인 호흡, 그리고 그 호흡을 지탱하는 몸과 마음의 두 축을 이어 주는 호흡에 대한 명상은 시대와 관계없이 계속해서 사색하고 발전되어 왔다.

호흡을 관조하는 호흡명상은 이 지구라는 행성에서 인간이 생존하고 문화를 발전시키는 동안에 스스로 자신의 역사와 전통을 만들어 왔다. 숨을 쉬지 않으면 인간 뿐만 아니라 어떤 생물도 생존할 수 없기 때문에 우리는 각자의 문화 속에 호흡에 대한 독특한 전통을 가지고 호흡명상을 체계화시켜 왔으며, 이 호흡명상을 통하여 자신을 개발하고 발전시켜 온 것이다. 왜냐하면 호흡명상은 몸과 마음의 존재를 인식하게 하고 스스로를 성장하게 하는 수단이며 수행 방식이기 때문이다.

호흡명상에 대한 자료는 다양하지만, 그중에서도 인도의 경전이나 수행 경전에 많이 언급되었으며, 초기불교와 대승불교와 티베트불교에도 언급이 되어 있다. 또 도교의 수행법과 유교의 수행법에도 호흡명상에 대해 언급되어 있다.

여기에서는 고대로부터 내려온 호흡명상에 대한 자료와 그 외의 다른 경전이나 서적에 나온 방법들을 여러 각도로 살펴보고자 한다.

1. 고대 우파니샤드(Upanishad) 경전에 나타난 호흡명상

고대부터 호흡명상에 관한 문헌은 많다. 호흡과 대기의 우주 에너지를 말하는 프라나에 대하여 말한 프라스나 우파니샤드(Prasna Upanishad) 3장 3절에는 '근원으로부터 호흡은 시작되었다. 사람의 몸에 마치 그림자 같이 호흡은 연결되어 있다. 마음의 움직임으로부터 호흡은 동시에 몸으로 스며든다.'라고 말하였으며,

함사 우파니샤드(Hamsa Upanishad)에서는 '호흡을 들이쉬고 내쉬면서 항상 소함의 호흡 소리를 자각한다면 호흡은 온전하게 그대의 몸에 머물게 된다. 그곳은 마치 참깨가 기름으로 전환되듯이 그 자신은 죽음이란 틀로부터 벗어날 수가 있다.'라고 하였다. 그리고 '21,600번의 호흡은 이렇게 이루어진다. 60번의 호흡을 하면 에너지의 흐름인 한 번의 프라나(Prana)가 형성되며, 6번의 프라나에 에너지의 선인 한 번의 나디(Nadi)가 형성되고, 밤과 낮 전부 60번의 나디가 있으니 이것을 합한다면 전부 21,600번이 되는 것이다.'라고 하였다.

요가 추다마니 우파니샤드(Yoga Chudamani Upanishad) 32절에는 '우리의 들이쉬고 내쉬는 호흡은 내면의 근원인 순수의식으로 들어가기 위해서 21,600번의 소함-호흡명상을 반복하게 된다.'라고 언급되어 있다.

마하바크야 우파니샤드(Mahavakya Upanishad)에서는 '호흡과 함께 함사와 소함의 성스러운 소리인 만트라를 수행하고 실천한다면 천개의 태양이 존재하는 해변 기슭 없는 초월의식의 바다에 이르게 된다.'라고 하였다.

수리야 우파니샤드(Surya Upanishad)에서는 '소함은 모든 것의 근원이며 하늘과 모든 것을 창조하는 힘의 원천이며 이것을 반복하는 것은 인간 삶의 목표이다.'라고 하였다.

트리푸라 타피니 우파니샤드(Tripura Tapini Upanishad) 1장 18절에서는 '태양과 달 그것은 음과 양이 소함에서 하나가 되는 것이다.'라고 하였다.

수카라하스야 우파니샤드(Sukarahasya Upanishad) 1장 20절에서는 '소함은 근원의 씨앗이며 내 자신이 근원이며 절대라는 것을 선언하는 것이다.'라고 하였다.

드야나 빈두 우파니샤드(Dyana Bindu Upanishad) 24절에서는 '모든 것의 근원인 절대는 함사 또는 소함의 형태로 나타나는데 들이쉬고 내쉬는 움직임 속에 천만 개의 태양이 빛난다. 이때 속박으로부터 벗어나고 자유를 얻는다.'라고 하였다.

요가 시카 우파니샤드(Yoga sikha Upanishad) 1장 5절에서는 '호흡을 내쉴 때는 함이며 들이쉴 때는 사를 실천한다. 이것을 스승은 소함으로 전수하여 가르쳐준다.'라고 하였다.

이사 우파니샤드(Isa Upanishad) 16절에서는 소함의 깊은 뜻을 전달한다. '내면의 찬란한 빛은 가장 영광스러운 형태이며 나는 그것을 본다. 나는 바로 그대이다.' 여기서는 소함(Soham)을 내 자신, 곧 참 나이며 절대라고 표현하는 것이다.

2. 탄트라(Tantra) 경전에 나타난 호흡명상

고대로부터 비전(秘典)으로 전수된 탄트라의 경전 비그야나 바이라바 탄트라(Vigyana Bhairava Tantra) 155~156절에는,

"숨을 내쉴 때는 '하' 라는 소리로.
숨을 들이쉴 때는 '사' 라는 소리로 호흡하라.
이 특별한 소리인 '함사' 이것을 언제나 반복하라.
이 호흡 소리는 하루에 21,600번 하게 된다.
이것을 잊어버리는 동안만 아니라면
언제나 쉽게 실천할 수가 있다."라고 하였다.

탄트라 경전인 쿨라르나바(Kularnava Tantra)에서는 '시바(Siva)와 삭티(Shakti)인 음과 양의 에너지로 호흡을 들이쉬고 내쉬면서 21,600번의 호흡 만트라인 소함과 함께 실천하라.' 라고 하였다.

스리 나타나바라타마리카(Shri Nathanavaratnamalika) 경전에서는 '들이쉬고 내쉬면서 소함 만트라가 결국 절대적인 소리인 옴(OM)이 된다.'라고 하였다.

마하니르바나 탄트라(Mahanirvana Tantra)에서는 '절대와 상대인 시바와 삭티의 우주적인 표현이 바로 소함이다.'라고 하였다.

바자 가우리샴(Baja Gaureesam)에서는 '함사 또는 소함은 우주 창조자의 한 부분'이라고 하였다.

고우레사 아쉬타캄(Gowresa Ashtakam)에서는 '〈하〉라는 소리는 바깥으로 발산하는 소리이며, 〈사〉라는 소리는 몸 안으로 들어오는 소리이다. 그것을 반복하는 것이 〈함사〉이다.'라고 하였다.

삭티 마힘마 스토트람(Shakthi Mahimna Stotram) 11절에서는 '성스러운 우주적인 근원이며 씨앗인 소함을 행한다.'라고 하였다.

트리푸라 비자야 스타바(Tripurasundari vijaya sthava) 15절에서는 '위대한 수행자는 궁극적인 소리이며 형태인 소함 또는 함사를 수행 실천한다.'라고 하였다.

탄트라요가의 경전인 스와라 요가(Swara Yoga)의 시바 스바로다야(Shiva Svarodaya) 10절에서는 '들이쉴 때는 〈소〉를 하고 내쉴 때는 〈함〉을 명상함으로서 참 나를 찾을 수 있다.'라고 하였다.

3. 샹카라(Shankara)의 경전 중에 나타난 호흡명상

위대한 수행자였던 샹카라(Shankara)의 비크야 브리티(Vakya Vritti) 22절에서는 '소함 즉 〈나는 그것〉이라는 상태는 잠을 자고, 꿈을 꾸고, 깨어 있는 모든 변하는 상대적인 상태에서도 변하지 않는 궁극적인 의식과 연결되어 있다는 것이다.'라고 하였다.

4. 하타 요가(Hata Yoga) 경전에 나타난 호흡명상

마첸드라나트(Matsyendranath)의 요가비사야(Yogavishaya) 28절에서는 '소함 또는 함사는 모든 생물체의 몸과 연결되어 있는 우주적인 소리이며 그 소리의 형태를 명상한다.'라고 하였다.

고라크샤나트(Gorakshanath)의 시따 시딴타 파따티(Siddha Siddhanta Paddhati)에서는 '몸과 우주의 에너지는 연결되어 있으며 들숨과 날숨을 이어주는 소함의 성스러운 소리가 있다.'라고 하였다.

비그야나 바이라바 탄트라(Vigyana bhairava Tantra)의 경전에서는 '호흡을 들이쉬고 내쉬면서 언제나 실천하라.'고 하였다.

요가의 경전인 게란다 삼히타(Gheranda Samhita) 5장 84~89절에는 '호흡 사이에 소함을 계속해서 실천을 하면 죽음으로부터 자유로울 수가 있다.'고 하였다.

소함은 탄트라와 크리야 요가에서도 언급되어 있다. 아자파 만트라로 언급되어 있으며 함사 가야트리(Hamsa Gyatri), 함사 만트라(Hamsa Mantra), 프라나 만트라(Prana Mantra)에 언급되어 있다. 소함(Soham)은 사흐(Sah)와 아함(Aham) 소리의 결합이다. 그것은 함(Ham), 사(Sa)로도 되는 소함・함사의 결합어인데 그 뜻은 '나는 참 나이다.'라는 것이다.

5. 명상요가인 라자 요가(Raja Yoga) 계열에 나타난 호흡명상

삼카라로부터 내려와서 라마크리쉬나를 가르친 토타푸리(Totapuri) 스승에게 전수받아 내려온 아드바이트 메트(Advait Math) 단체와 그 계열로 내려온 단체는 성스러운 빛의 단체(Divine Light Mission), 파울 티첼(Paul Twitchell)의 에칸카르(Ekankar), 존 로저 힌킨스(John Roger Hinkins)의 영적내면 자각운동(Movement for Spiritual Inner Awereness)등이 있으며, 시크교 계열인 산트 마트(Sant Math) 계열로 내려온 단체들인 라다소아미(Radhasoami), 크리팔 싱(Kripal Singh)과 타카르 싱(Thakar Singh)의 수라트 사브드(Surat Shabd)와 청해무상사(淸海無上師)의 관광관음(觀光觀音)의 수행법들이 호흡명상과 같이 실천하며 여러 변형을 이루고 있다.

요가난다(Yogananda)의 크리야 요가(Kriya Yoga)도 함사(Hamsa) 호흡명상을 행하며, 스와미 시바난드(Swami Sivanand)의 단체와 그의 여러 제자들인 스와미 사트야난다(Swami Satyananda)의 비하르 스쿨(Bihar School)이나 스와미 비슈누데바난다(Swami Vishnudevananda)들이 있다. 스와미 라마(Swami Rama)도 라자 요가 수행법인 소함 방법을 수행하고 있다.

스와미 묵타난다(Swami Muktananda)는 호흡 간에 소함(Soham) 명상을 1968년부터 가르쳤다. 카시미르 사이비즘(Kasimir Saivism)인 비그야나 바이라바 탄트라(Vijnana Bhairava Tantra) 155절에서 들이쉬고 내쉬면서 함사 명상을 가르쳤다.

6. 불교명상들에서의 호흡명상

불교명상은 인도의 명상과 관계가 밀접하다. 그리고 남방불교의 경전인 아나파나사티 수타(Anapanasati Suta)인 《안반수의경(安般守意經)》에서 아나(Ana)는 들숨을 말하며, 아파나(Apana)는 날숨을 말하고, 사티(Sati)는 관조와 지켜보는 것을 말하며, 수타(Suta)는 경전을 말한다. 이 경전에서는 호흡을 미세하게 하고 관찰하는 과정을 설명하였다. 그래서 '호흡의 미세함을 지켜보는 것이 수행 방법이며 도(道)라고 하였다.

다른 경전인 마하사티파다 수타(Mahasatipada Suta)인 《대념처경(大念處經)》에서는 먼저 방법 중에서 가장 기초이며 시작인 호흡 관찰을 '호흡을 들이쉬고 마음을 관조하며 호흡을 내쉰다. 호흡을 길게 들이쉬면서 〈호흡을 길게 들이쉰다〉는 것을 자각하고, 호흡을 길게 내쉬면서 〈호흡을 길게 내쉰다〉고 자각한다. 호흡을 짧게 들이쉬면서 〈호흡을 짧게 들이쉰다〉고 자각하고, 호흡을 짧게 내쉬면서 〈호흡을 짧게 내쉰다〉는 것을 자각한다. 그것을 시작으로 걷고 생활하고 행동하고 느끼면서 발전해 나가는 것이다.' 라고 하였다.

초기 대승불교 경전인 《밀린다팡하(Milinda Panha)》 또는 《미란다왕문경(彌蘭陀王問經)》에서는 '호흡으로 명상의 대상을 주시하며 호흡이 들어가고 나갈 때 호흡 현상 자체를 면밀히 관찰하는 것이다. 그리고 호흡에 대한 끊임없는 자각함으로부터 오직 호흡만이 존재하는 경지인 사마타(Samatha)에 이르게 된다. 그러나 이 경지는 정신와 육체적 존재인 몸의 진실상의 지혜를 지켜보는 경지인 위빠사나(Vipassana)로 인도된다.'고 하였다.

불교와 도교를 서로 보완하고 연결시킨 경전인 《혜명경(慧明鏡)》에서 말하기를 '호흡을 고요하게 한 다음 향기가 나도록 태우고 퍼져 나가게 한다(當用武火收攝而歸).' 라고 하였다.

7. 도교 및 유교명상에서의 호흡명상

도교의 명상은 노장의 가르침으로부터 계속해서 맥락이 이어져 내려왔다.

여동빈(呂洞賓)의 《태을금화종지(太乙金華宗旨)》에서 '호흡의 극치인 내면의 의식인 황금 꽃(金華)는 다름이 아니라 초의식의 몸의 상태인 금단(金丹)이다. 신의 밝음(神明)이 변하여 이루어진 것인데, 여러 스승들이 누구나 마음에서 마음으로 전하여 가르친 것이다(金華卽金丹 神明變化 各師於心)'라고 하였다.

그리고 위백양(魏伯陽)의 《주역참동계(周易參同契)》에서 '호흡통제, 마음을 다스림, 지혜가 열리는 세 가지가 통달하게 된다(含情養神通德三元). 그리고 우리나라의 수행서인 정렴의 《용호비결(龍虎秘訣)》에서는 '들이마시는 숨은 가늘고 길게 이어지도록 하고 내쉬는 숨은 조금씩 내쉬도록 하여 호흡으로 집중된 마음의 의식인 신(神)과 호흡으로 단전에서 일어나는 기운인 기(氣)가 배꼽 아래 한 치 세 푼 자리에 머물도록 한다(出息微微 常使神氣 相住於臍下一寸三分之中).'고 하였다.

8. 현대적인 명상 방식에서의 호흡명상

현대에 들어서는 허버트 벤슨(Herbert Benson) 박사의 호흡에 숫자를 세면서 하는 방법과 차드 멍 탄(Chade Meng Tan)의 호흡을 주시하며 관조하는 방법, 그리고 위빠사나를 자신이 쉽게 풀어서 하는 존 카바친(Jon Kabat Zinn)의 마음챙김(Mindfulness Based Sterss Reduction)의 방법들이 전부 호흡명상의 방식을 실천하고 있다.

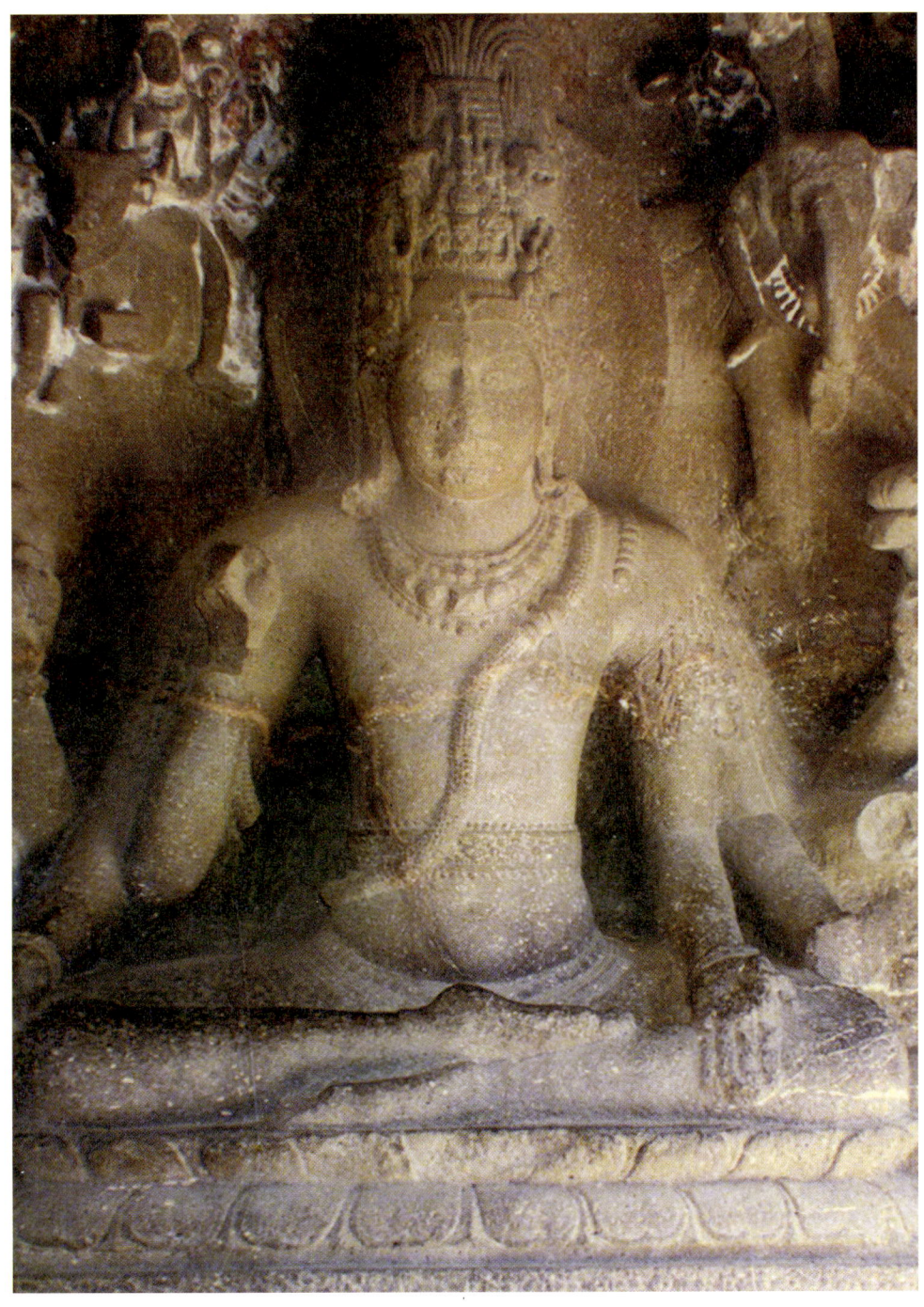

호흡명상의 유래 49

제3장 다양한 모든 명상 방법을 관통하는 호흡명상

호흡에 관한 수많은 방법의 명상들이 존재한다. 어떠한 방법이든지 그 수행 방법이 '가장 자연스럽고 절대로 인위적이지 않게 호흡을 느리게 함으로서 몸도 이완되고 동시에 마음도 고요하고 안정되게 하는 방법'이라야만 하는 것이다. 그렇지 않으면 호흡을 관조하거나 집중하거나 몸에 호흡을 의식하는 다양한 방법들처럼 부작용을 감수할 수도 있기 때문이다.

그리고 이 호흡명상은 다양한 모든 방법들을 포용하는 방법이다. 몸으로 수행하는 호흡법과 에너지를 자각하면서 순환시키는 다양한 방법들이나 호흡과 존재를 자각하는 고도의 높은 수행까지도 포함할 수 있는 방법이기 때문이다. 종교적이거나 수행적이거나 또는 기(氣)나 프라나(Prana)를 돌리는 방법이거나 이런 모든 것을 포용해서 실천할 수 있는 방법이다.

요가 수행법으로는 만트라 요가(Mantra Yoga)나 명상요가인 라자 요가(Raja Yoga), 자신의 존재를 꿰뚫어 파악하는 그야나 요가(Gyana Yoga)나 몸의 에너지를 자각하는 쿤달리니 요가(Kunadalini Yoga) 전체를 포함한다.

그리고 불교의 수행으로는 남방불교의 호흡을 관조하는 사마타(Samatha) 수행이나 존재를 자각하는 위빠사나(Vipasana) 수행이나 만트라(Mantra)나 만다라(Mandala)의 집중 수행을 하는 티벳불교에서도 마찬가지로 호흡 수행은 필수적인 과정이다. 여기에는 부처님을 생각하는 염불선(念佛禪)이나 호흡 관조나 존재를 자각하는 묵조선(默照禪)과 화두(話頭)를 들고 그것을 넘어서는 간화선(看話禪)이 있다. 도교의 수행법이나 유교의 수행법에서도 마찬가지로 호흡을 중시하였다.

그리고 다양한 종교나 수행학파의 수행 맥락에서 호흡 관조는 필수적인 바로 미터이다. 다만 그것이 인위적인 방법으로 호흡과 마음을 끌고 가지 않아야지만 수련자를 명상의 부작용이란 범위에서 벗어나게 해 주는 것이다.

하타요가의 경전인 하타요가 프라디피카(Hata Yoga Pradipika) 2장 2절에서는 '호흡이 움직이면 동시에 마음도 움직인다.'라고 하였다.

고대로부터 전승된 이 호흡명상이 다양한 모든 방법에 적용되기를 바란다. 사람은 숨을 쉬면서 살고 사고하고 생존하고 존재하기 때문이다. 그러한 적용이 자신의 삶에서 건강과 지혜로움과 건강을 동시에 주어 삶의 풍요로움과 행복을 느끼기를 바라는 마음이다.

이와 같이 호흡명상은 모든 수행법을 포괄하고 있으며, 모든 수행에 좋은 영향을 준다. 인도의 수행자인 카비르(Kabir)가 노래한 호흡명상의 구절이 있다.

"구도자여, 어디에서 나를 찾는가?
나는 사원에도 없으며 제식에도 없다.
요가수행에도 없고 출가수행에도 없다.
나는 그대 곁에 있다.
그대가 진정한 수행자라면 나를 볼 것이다.
매 순간마다 그대는 나를 만날 것이다.
신은 생명체의 호흡과 호흡 사이에 존재한다."

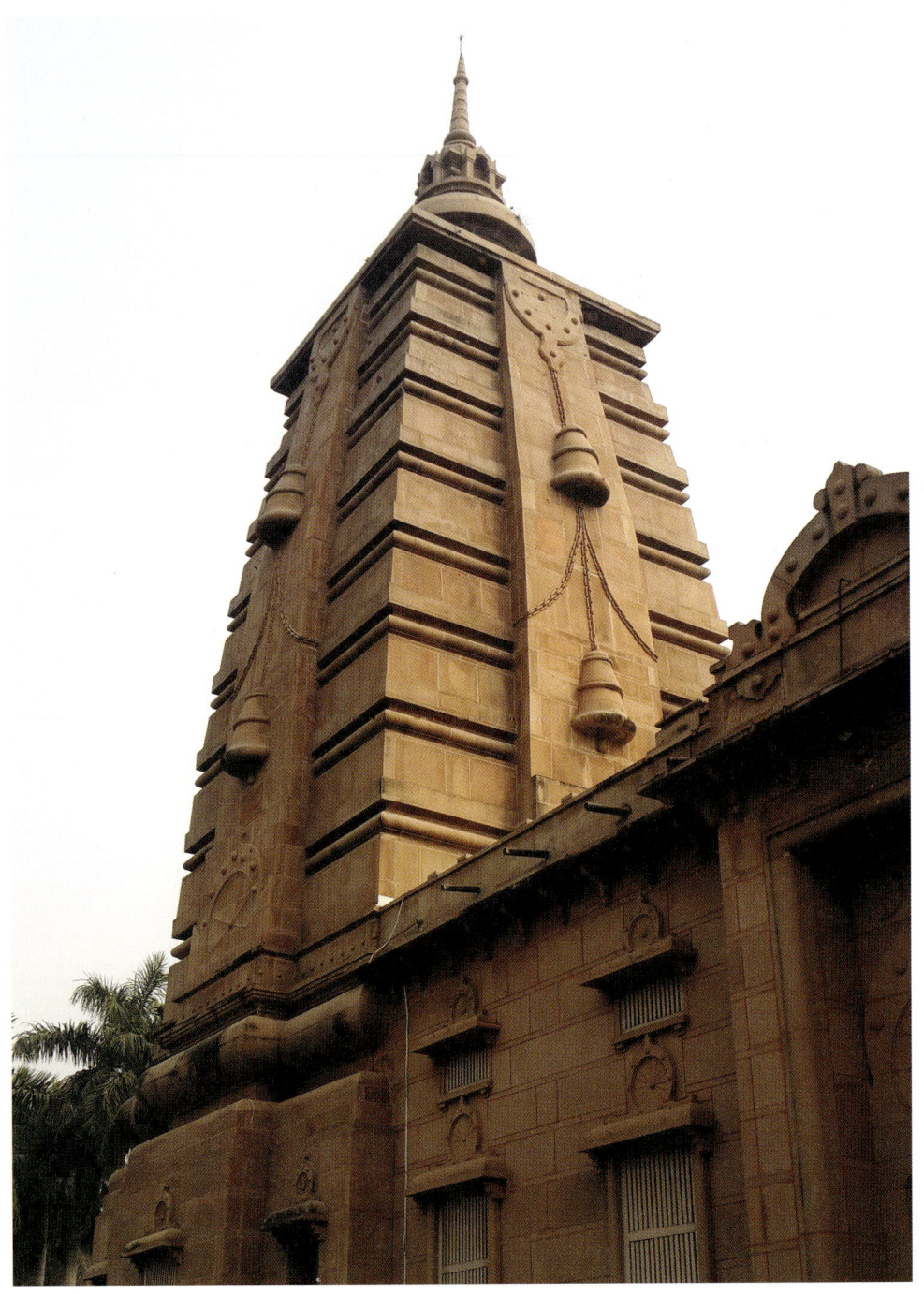

제4장 호흡명상 스승들의 계보

우파니샤드 경전에서는 명상을 배우고 이해하기 위해서는 좋은 스승들에게 가르침을 전승받아야 한다고 전하고 있으며, 그 가르침에는 마음과 마음으로 전달되는 정확한 교육 방식이 엄연히 존재한다.

호흡명상의 원류는 인간의 역사의 만큼이나 오래 역사를 가진다. 인간은 의식이 형성되면서부터 바로 자신의 본질을 생각하는 힘이 생긴다. 그리고 자신의 존재를 생각하고 자각함으로서 본질적인 내면으로 돌아가려는 성향이 자아회귀의 힘이며, 그것을 행하는 것이 바로 호흡명상이다.

이 호흡명상은 인간의 존재를 자각하고 본질에 대한 의문에 답을 얻고자 하는 의지를 말하는 것이다. 이런 의미로부터 시작된 명상의 방식은 지혜로운 스승들의 오랜 역사로부터 전해 내려져 스승과 제자 간의 직접적인 가르침을 통하여 지금까지 전달되어 왔다.

우리 호흡명상의 전통은 고대 인도의 첫 번째 스승인 나라야나(Narayana)로부터 브야사(Vyasa)와 슈크데바(Shukdeva)와 샹카라(Shankara)로 이어지는 가르침의 맥락이 근대의 인도에서 모든 명상 수행을 포함하는 스리 비드야(Sri Vidya)와 명상 수행인 라자 요가(Raja Yoga) 전통을 일으킨 토타푸리(Totapuri) 스승으로 이어진 것이다.

그는 인도의 샹카라차리야(Shankaracharya) 전통을 이었으며, 그의 명상 체계는 여섯 철학 시스템과 인도의 가장 위대한 수행자 삼카라로부터 이어 내려온 인도 근대의 위대한 수행자인 라마크리쉬나(Ramakrishna)를 가르쳤다.

스와미 아드바이타난다 마하라즈(Swami Advaitananda Maharaj)

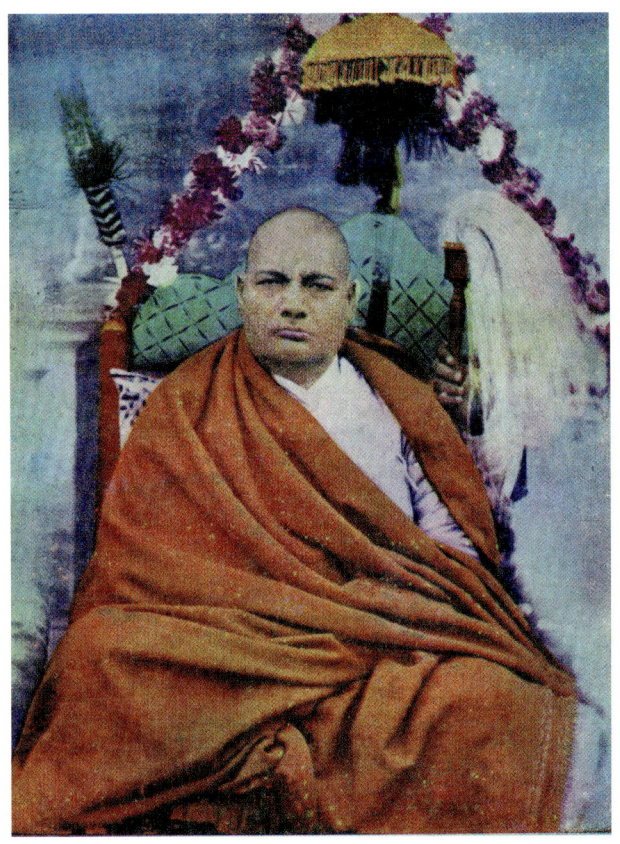

토타푸리 스승은 스와미 아드바이타난다 마하라즈(Swami Advaitananda Maharaj, 1846~1916)에게 긴 회랑의 아드바이트 마트(Advait Mat) 전통인 명상 전통의 가르침을 전달하였으며, 그의 많은 가르침이 북인도에서 펼쳐졌다.

스와미 사루빠난드 마하라즈(Swami Sarupanada Maharaj)

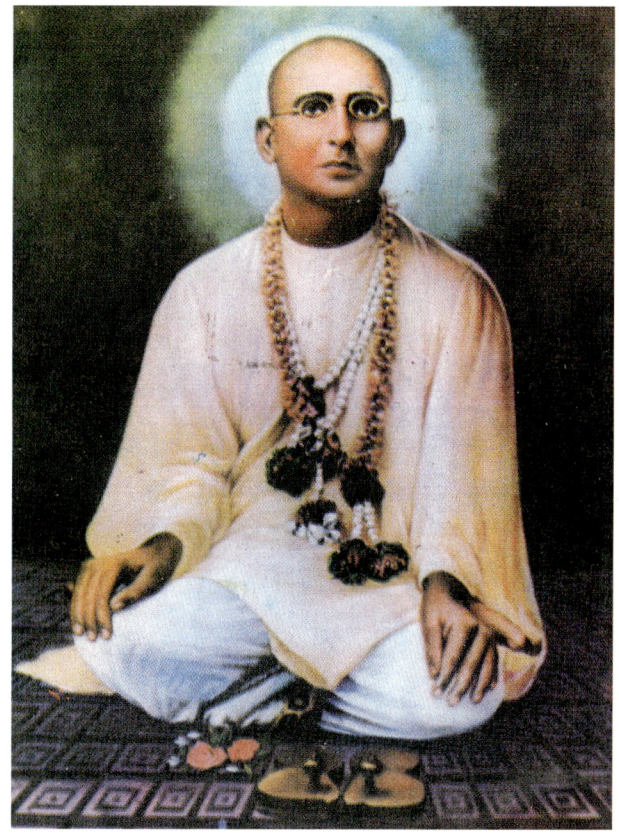

　스와미 아드바이타난다 마하라즈의 가르침은 다시 스와미 사루빠난드 마하라즈(Swami Sarupanada Maharaj, 1884~1936)에게로 이어져 세계적으로 유명한 아드바이트 마트(Advaita Mat)가 세워졌다.

스와미 사르바다난드 마하라즈(Swami Sarvadanand Maharaj)

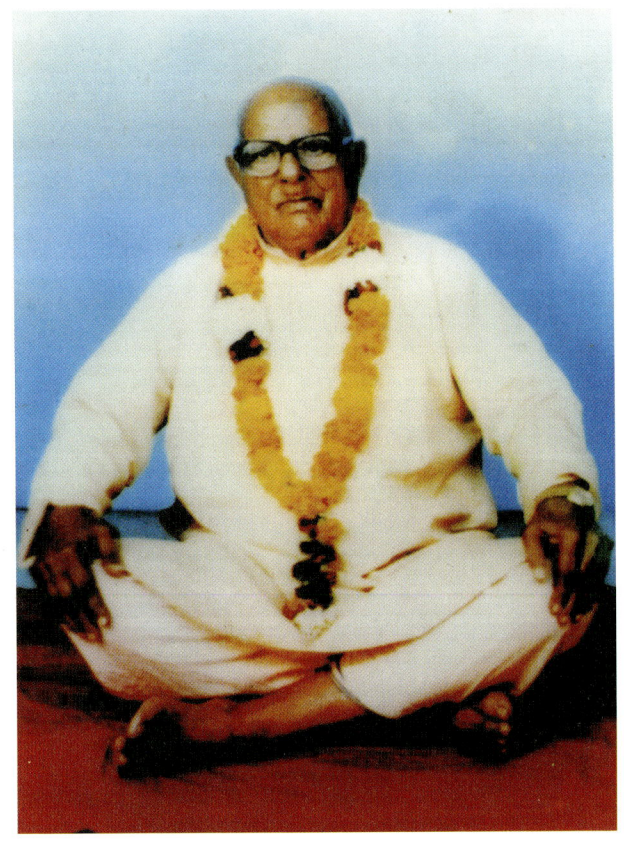

그리고 그의 직계 제자이며 필자의 스승인 스와미 사르바다난드 마하라즈(Swami Sarvadanand Maharaj, 1906~1992)는 아드바이트 마트와 호흡명상이며 자아회귀명상으로 알려진 스바 삼 비드야 드야나(Sva Sam Vidya Dhyana)의 법통을 이었으며, 그의 가르침은 인도뿐만 아니라 전세계적으로 펼쳐지고 있다.

호흡명상은 종교, 종파, 수행법, 출세간, 인종, 계급, 직업, 빈부의 차이와 남녀노소를 구분하지 않고 누구에게나 적용되는 보편적인 명상 방법이며, 호흡명상인 자아회귀명상 스바 삼 비드야 드야나의 계열은 스리 비드야의 가르침과 라자 요가 전통의 수행법이다.

이것은 인도의 가장 유명한 경전인 바가바드 기타(Bhagavad Gita)에서 크리쉬나(Krishna)가 아르주나(Arjuna)에게 가르친 수행법일 뿐만 아니라, 인도의 위대한 경전인 베다(Veda)의 전통이나 우파니샤드(Upanishad) 스승들의 가르침을 통해 전해진 수행법들도 이 전통에 연결된 것이다.

호흡명상을 해야 하는 이유

숨을 들이쉬고 내쉬는 것을 통제함으로서 마음을 안정시킬 수 있다.

프라스나 우파니샤드(Prasna Upanishad) 4.4

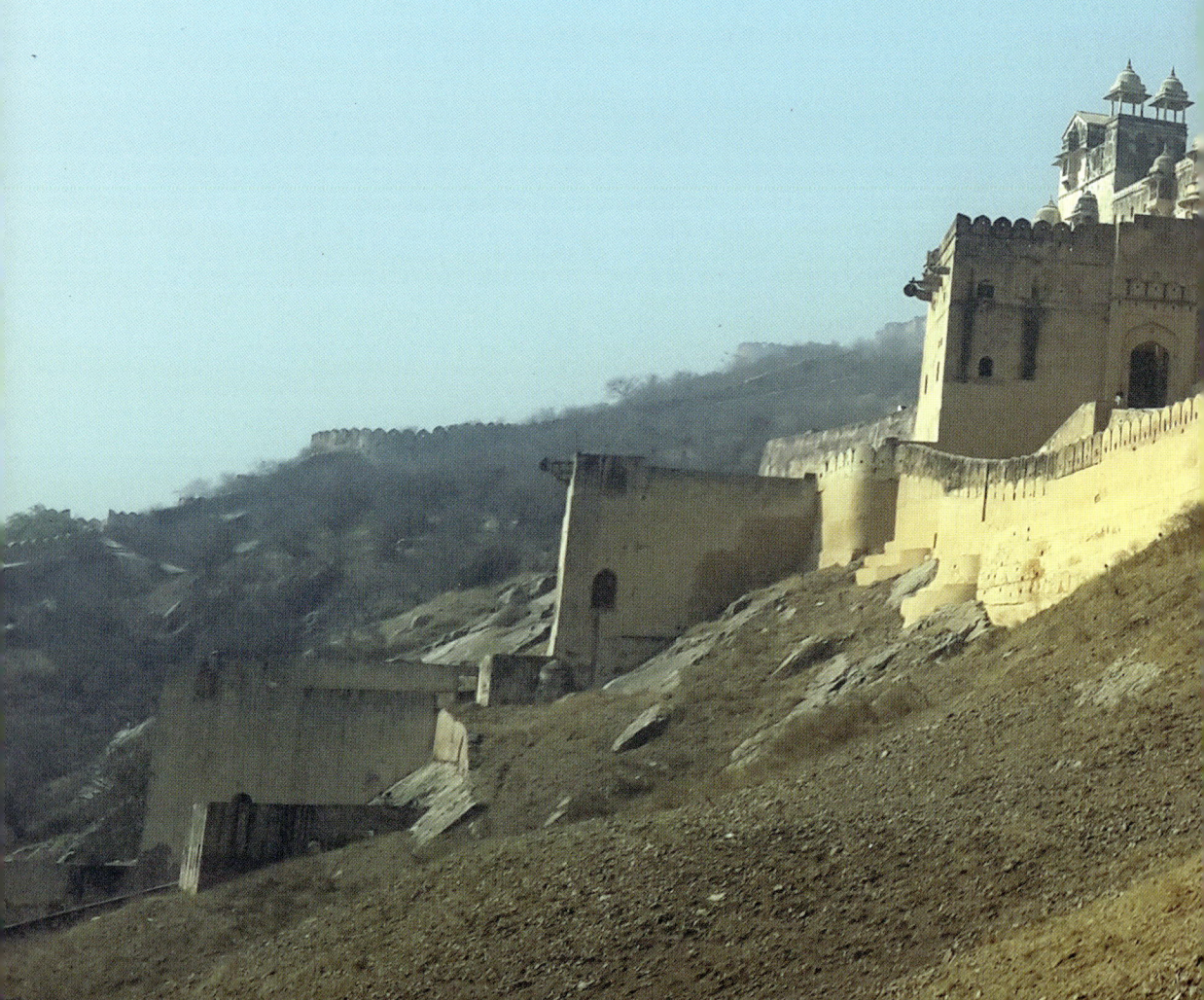

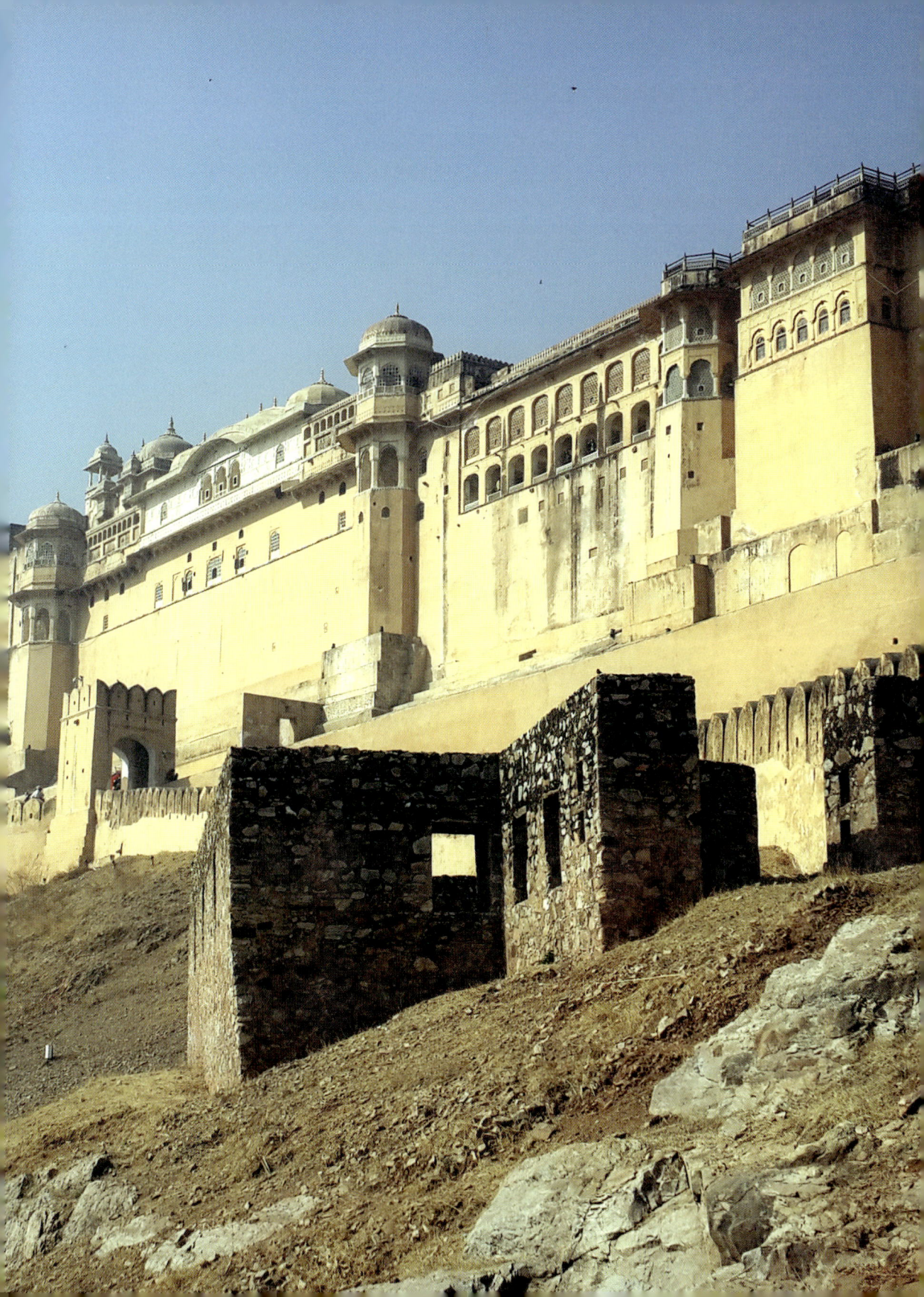

호흡명상을 해야 하는 이유

제1장 삶에서 고통은 왜 일어나는 것일까?

사람들은 살아가면서 힘들고 괴롭다고 하는 말을 자주 듣게 된다. 그리고 수많은 과정의 고통을 겪으면서 괴로워하고 그것으로부터 벗어나고 싶어한다. 이러한 고통을 인지하고 그 원인을 가장 명쾌하게 파악한 이가 바로 부처님인 붓다(Buddha)였다.

그는 고통이 존재한다는 것이 하나의 진리라고 설파하였으며, 고통의 원인을 파악하기 위해 수많은 수행을 하였다. 그리고 그러한 결과로 네 가지의 고통이 있다는 것을 파악하였다. 사람이 태어나는 것과 늙고, 병들고, 죽는 모든 것이 고통이라는 것을 깨달은 것이다. 그 때문인지 많은 사람들은 늘상 여러 가지 면에서 괴롭다고 하소연한다.

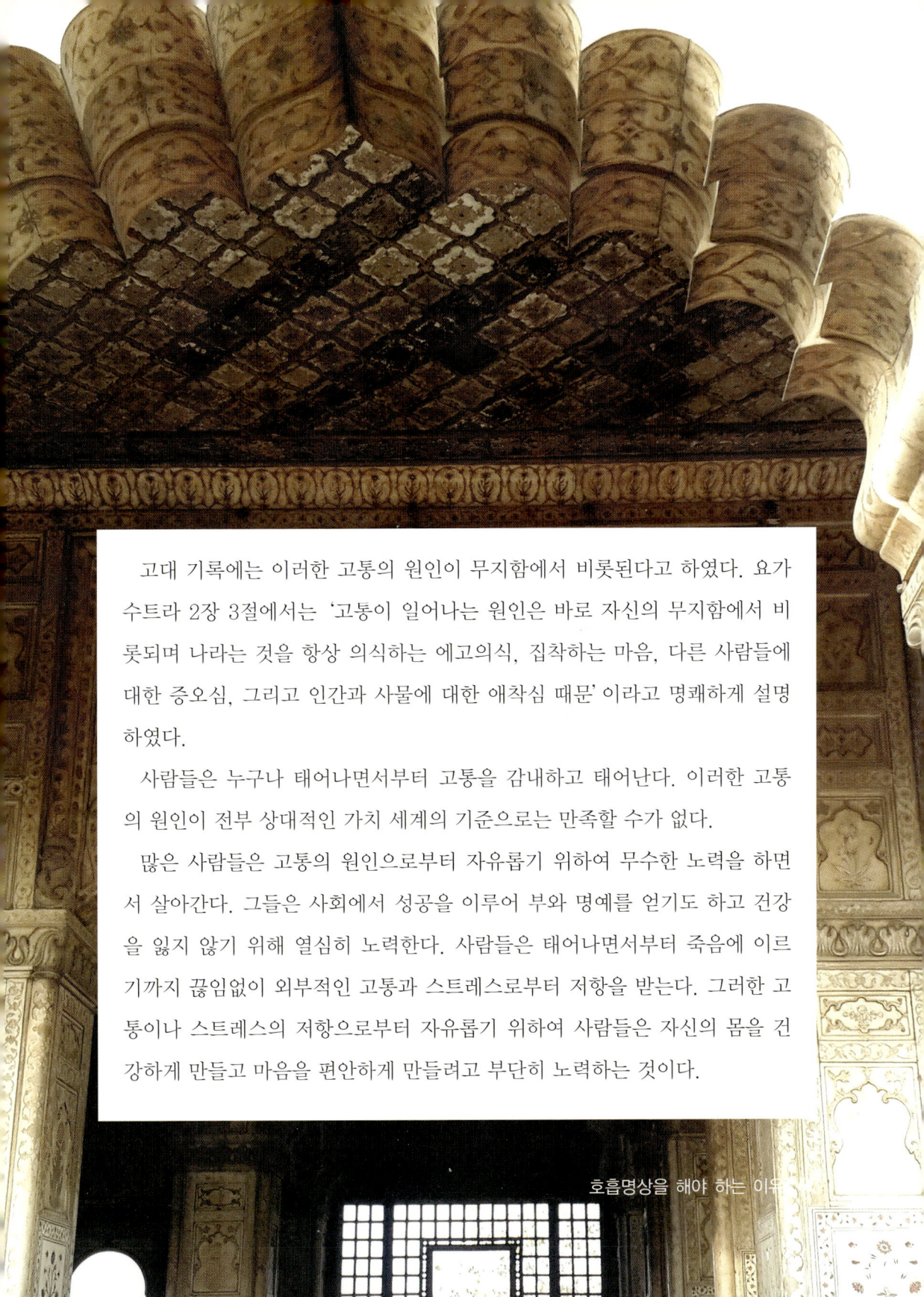

고대 기록에는 이러한 고통의 원인이 무지함에서 비롯된다고 하였다. 요가 수트라 2장 3절에서는 '고통이 일어나는 원인은 바로 자신의 무지함에서 비롯되며 나라는 것을 항상 의식하는 에고의식, 집착하는 마음, 다른 사람들에 대한 증오심, 그리고 인간과 사물에 대한 애착심 때문'이라고 명쾌하게 설명하였다.

사람들은 누구나 태어나면서부터 고통을 감내하고 태어난다. 이러한 고통의 원인이 전부 상대적인 가치 세계의 기준으로는 만족할 수가 없다.

많은 사람들은 고통의 원인으로부터 자유롭기 위하여 무수한 노력을 하면서 살아간다. 그들은 사회에서 성공을 이루어 부와 명예를 얻기도 하고 건강을 잃지 않기 위해 열심히 노력한다. 사람들은 태어나면서부터 죽음에 이르기까지 끊임없이 외부적인 고통과 스트레스로부터 저항을 받는다. 그러한 고통이나 스트레스의 저항으로부터 자유롭기 위하여 사람들은 자신의 몸을 건강하게 만들고 마음을 편안하게 만들려고 부단히 노력하는 것이다.

호흡명상을 해야 하는 이유

그러한 결과 몸과 마음에 좋은 효과를 주는 것이 바로 명상의 방법이라는 것을 오래전부터 발견하였다. 그리고 스트레스라는 물질이 몸과 마음 둘 다에 영향을 주는 것이라는 것을 과학적으로 증명하였다. 때문에 그것이 고통을 주어 질병을 유발시키고 몸과 마음을 망가뜨리는 원인이라는 것을 알았다.

이러한 고통의 실체는 눈에 보이지는 않지만 우리의 삶에서 몸과 마음에 부정적인 영향을 주어 질병을 유발시킨다. 많은 현대병들이 전부 스트레스로부터 기인한다고 하는 말도 과장은 아닌 것이다.

괴로움들을 떨쳐내고 살아갈 수 있는 방법은 없을까? 선진국일수록 스트레스 지수가 높다고 하며 시골보다는 도시의 고통지수가 높아 요즘에는 숲이 있고 자연을 접할 수 있는 곳으로 이사하는 사람들이 늘고 있다고도 한다. 이는 장소가 주는 스트레스 지수를 낮추고 싶은 마음에서 비롯된 일일 것이다.

어떻게 살면 그러한 고통을 덜 받고 살 수 있을까? 어떤 사람은 경제적으로 풍요로우면 행복할 것 같다고 말한다. 그러나 그것이 채워지면 분명 다른 고통이 찾아올 것이다.

명상은 우리가 이 세상을 어떻게 잘 살고, 이 세상을 떠날 때에는 어떻게 잘 떠날 수 있는가 하는 근본적인 문제를 직시하게 해준다. 그것은 자신이 생각하고 말하고 행동하며 살아가는 이 사회에서 최선을 다해 긍정적으로 살게 하는 힘을 주며, 인생의 본질이자 삶의 궁극적인 목표인 '왜 사는가'에 대한 가치를 부여함으로써, 삶에 있어 진정한 행복을 추구하고자 한다.

호흡명상은 숨을 쉬는 순간순간 아주 자연스럽게 자신의 존재를 확인하고 몸과 마음의 상태를 점검하게 한다. 이러한 자연스러운 자신의 확인 절차들은 고통이 들어오는 것을 막고 예방하는 일이다.

요가 수트라 2장 16절에서는 '그러한 순간순간 자연스런 자각이 일어나면 고통은 오지 않으며 방지 된다'라고 하였다. 아주 자연스러운 숨쉬는 일인 이 호흡명상이 고통에 시달리는 사람들에게 도움이 되는 것이다.

제2장 스트레스를 받는 이유

'스트레스(Stress)'라는 단어는 캐나다 의학자인 한스 셀리에(Hans Selye) 박사가 1936년 네이처(Nature)지에 처음 발표한 말인데, 이 말이 요즘 많은 사람들에게 적용되어 고통스럽고 힘든 상황을 만든다. 스트레스가 오는 원인은 바로 몸과 마음이 긴장되거나 피곤하여 몸이 휴식하지 못하고 마음이 안정되지 않을 때 오는 현상이다.

몸과 마음의 균형이 깨지면 불면증이 오거나 위통을 유발하며 호흡이 거칠어지고 신경이 예민해진다. 심해지면 긴장이 극대화되어 불안해지고 우울증이나 공황장애가 와서 몸과 마음에 여러 질병을 유발시킨다.

스트레스는 일상사에서 우리에게 어떤 요인으로 다가와 영향을 준다. 그것이 몸과 마음을 속박하고 왜곡되고 병들게 하는 것이다. 스트레스를 받든 이유는 우리 자신의 몸과 마음이 약해졌기 때문이다.

우리가 살면서 심리적으로 불안정하고 스트레스를 받으면 신경계통에 누적된 이물질들이 몸을 자극한다. 이렇게 스트레스로 누적된 이물질들이 반복적으로 몸을 자극한다면 결국 몸은 질병을 유발시킨다. 스트레스를 받으면 처음에는 불안이나 걱정을 유발시키고 그것이 심화되면 우울증을 나타난다. 그러한 우울증이 지속되면 다양한 질병을 일으키는데 불안감이나 불면증, 알콜이나 담배 및 여러 가지 중독증이 그것이다.

몸으로 나타나는 현상으로는 심장에 무리를 주어 고혈압을 생기거나 신경적인 위장병이나 과민성 대장증후군 등이 생긴다. 그러한 스트레스가 생활에서 계속된다면 우리의 몸과 마음을 지켜주는 면역 기능도 현저하게 떨어져 심신상관의 질병인 심장병이나 암을 유발시키기도 하는 것이다.

명상센터에 찾아 온 심각한 유형의 사람들 중에 갑자기 강한 스트레스를 받아서 한 달 이상을 잠을 못 자 눈이 빨갛게 충혈되어 온 사람이 있었다. 그는 대기업의 간부였는데 실적을 내야 하는 부담감이 너무나 커서 밤에도 낮에도 그 생각 때문에 잠이 오지 않았다고 하였다. 다양한 방법의 치료도 일시적이었으며 해소에 도움이 될 만한 방법이 마땅하지 않았으나 호흡명상을 통해서 몸과 마음의 상황은 갑자기 바뀌었다.

　명상을 하는 순간 잠이 오고 자신도 모르게 몸이 깊은 휴식으로 빠져들었던 것이다. 이는 마음이 내면의 정확한 방향으로 다이빙을 하자마자 몸이 이완되기 시작한 것으로, 호흡이 부드러워지고 몸은 이완되고 마음은 좀 더 편해지는 상태이다. 송곳처럼 날카롭게 바깥으로 쏠려 있는 몸과 마음의 상태가 휴식과 편안함으로 전환되면서 달라지기 시작한 것이다.

　스트레스는 결국 몸과 마음의 긴장에서 시작된다. 이완이나 휴식은 그 반대의 전환점을 가져다주는 것이다. 눈에 보이지 않는 어떠한 힘이 인간의 몸과 마음을 갑자기 극단적인 상황으로 몰고 가서 자신도 모르게 병들어 있다면, 스트레스의 가장 근본적인 요인인 긴장을 풀어주고 반대의 방향으로 전환시키는 고대의 지혜인 호흡명상을 실천해보자.

제3장 고통과 스트레스로부터 자유로운 법

고통이나 스트레스로부터 자유로울 수는 없을까? 살아가면서 고통이나 스트레스는 언제나 우리 곁에 존재하면서 우리를 압박하고 제한하고 구속시킨다. 스트레스는 자기 스스로 발생시키기도 하지만 다른 사람과의 관계에서도 더 강하게 발생될 수 있다.

괴로움의 원인은 다양하게 존재하는데, 가장 큰 스트레스는 가까운 사람의 죽음으로 인한 헤어짐이다. 그것이 사고로 인하여 갑자기 일어났든지 병으로 인하여 서서히 일어났든지 상관없이 힘든 고통과 괴로움을 안겨준다.

부부가 이혼을 하면서 발생하는 스트레스도 매우 강하다. 질병으로 인한 괴로움도 크다. 건강하다가 갑자기 몸이 아프면 세상의 모든 것이 불편하고 힘들어진다. 살면서 일어나는 삶의 실패도 크다. 사업의 실패나 시험에서 떨어지거나 취업이 되지 않아 일어나는 경제적인 고통들이 그것이다.

그리고 현대사회에서 가장 많이 일어나는 고통은 중독의 문제이다. 수많은 중독들이 있다. 술 중독이나 담배 중독, 마약 중독, 약물 중독, 쇼핑이나 인터넷게임 중독도 있다. 심리적인 괴로움도 있다. 조울증이나 우울증 그리고 강박증이나 공황장애 등이 그것이다. 이러한 수많은 괴로움들은 언제나 우리 곁에서 우리의 마음과 몸을 힘들게 하려고 대기하고 있다.

삶은 고통의 연속이며, 투쟁이며, 괴로움을 이어가는 전쟁터라고 생각하는 사람들이 있다. 그러나 삶은 고통일 수가 없다. 삶이 정말 고통이라면 그것은 결코 살 만한 가치가 없는 것이기 때문이다. 이러한 힘든 상황에서 마치 어둠 속의 햇살처럼 희미하게 비춰지는 자기 마음의 안정이나 평온함은 정말로 귀중한 것이다. 수천 년을 내려온 인간의 고통으로부터 자유롭게 하기 위한 방법이 바로 내면을 고요하고 평온하게 만들어주는 명상의 방법이다.

이 호흡명상은 삶을 근본적으로 바꾸어 준다. 호흡명상을 하면 외부적으로 쏠려 있던 마음이 내향적으로 전환되어 마음에 안정을 준다. 그것은 몸에 휴식을 주고 자기 자신에게 여유로운 삶을 살게 해 주게 된다. 현대사회는 언제나 스트레스에 노출되어 있다. 그것을 벗어날 수 있는 것은 자기 마음의 평온함을 유지하는 것이다. 이러한 상태가 유지될 때 우리의 사회는 스트레스로부터 자유로울 수가 있다.

이렇게 마음을 안정시키고 여유 있는 삶을 살려고 사람들은 노력한다. 명상은 수천 년간 많은 사람들에게 이익을 주면서 명맥을 이어온 방법이다. 호흡명상의 가장 위대한 매력은 간단하고 단순함에서 오는 유효성과 효과에 있다. 이러한 방법이 신비의 틀에 갇히거나 종교적인 편파성이나 이상한 체험의 한계에 봉착되어 미신화되거나 대중화되지 못한 점도 있다.

그러나 명상을 실질적이고 규칙적으로 일상화한다면, 자신의 스트레스 지수인 혈액 안의 유산염 농도를 낮추고 뇌파에 독특한 긍정적인 반응을 자아내게 될 것이다. 그리고 그로 인해 불면증, 고혈압, 편두통, 우울증, 근심이나 걱정으로부터 자유로운 삶을 살게 될 것이다. 호흡명상은 이러한 고통과 스트레스로부터 자신을 탈출하게 하는 유일한 방법론이다.

명상의 방법이 쉽고, 자연스럽고, 간단하고, 체계적이고, 과학적이 되어야 대중성을 얻고 일반화할 수가 있다. 호흡명상은 그러한 면에서 고통이나 스트레스를 없앨 수 있는 좋은 대안이 될 것이다.

호흡명상의 효과

천천히 숨을 들이쉬고 내쉼으로 그는 모든 존재를 하나로 자각하기 시작하였다.

시바 수트라(Siva Sutra) 3.22

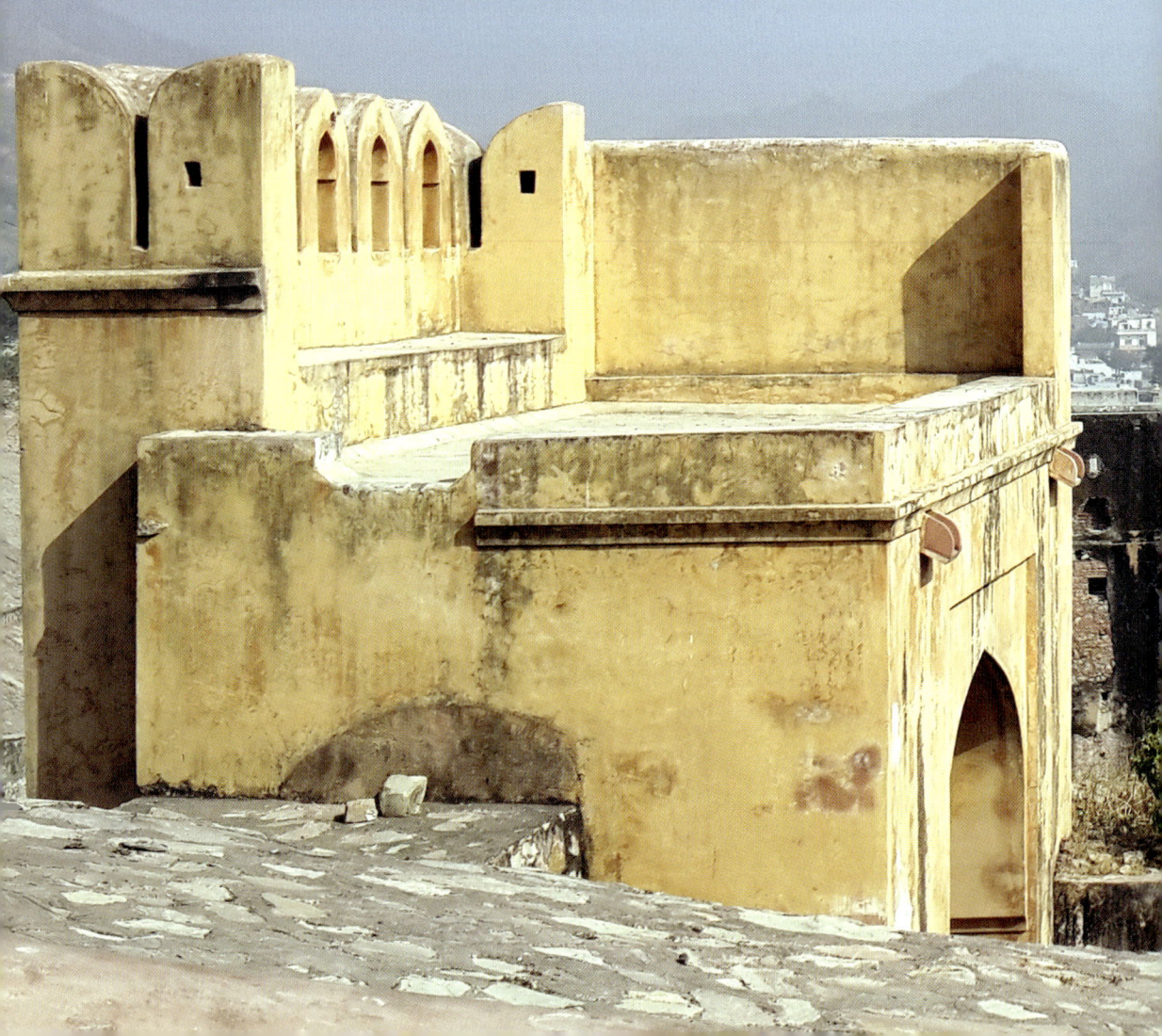

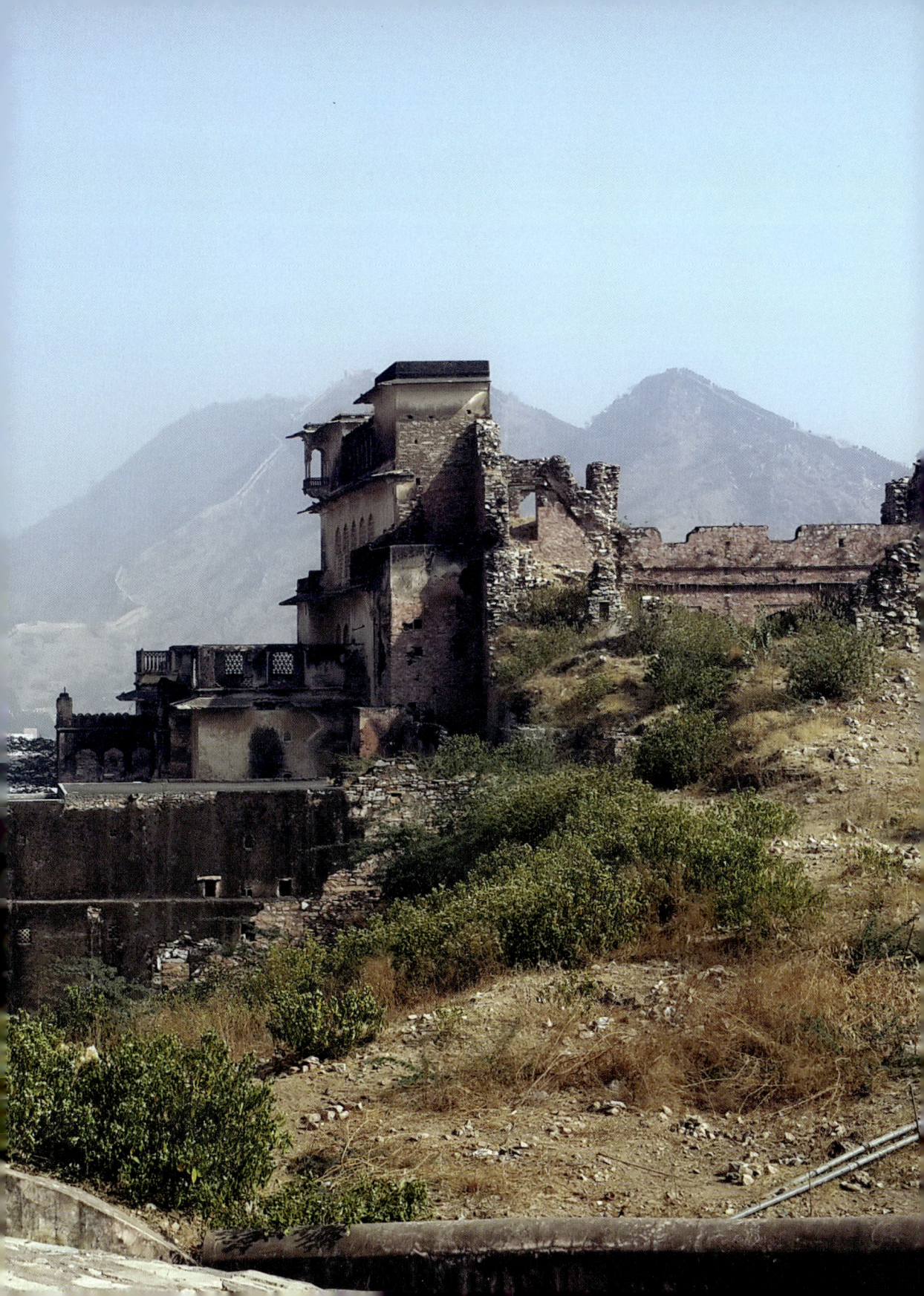

호흡명상의 효과

제1장 호흡명상이 몸에 주는 효과

   호흡명상을 하게 되면 자연스럽게 호흡이 느려지게 되고 호흡을 덜 하게 된다. 그렇게 되면서 몸은 깊은 휴식 상태를 갖게 된다. 몸이 깊은 휴식 상태에 들어가면서 몸에 누적되어 있던 피로나 긴장은 해소가 된다.
   호흡명상을 실천하게 되면 몸의 휴식뿐만 아니라 마음도 편안해지고 안정을 가져오게 된다. 명상을 함으로서 일어나는 여러 과학적인 증명은 뇌파의 변화가 말해 준다. 몸이 휴식을 취하고 이완이 되며 마음의 안정이나 행복함을 느낄 때 우리 뇌는 알파파를 시작으로 해서 세타파나 델타파, 감마파의 파장을 일으킨다. 마음을 대변하는 심장박동수의 변화도 긴장도가 떨어져 마음의 평안함과 안정감을 느낀다는 것을 증명한다.

호흡명상을 통해서 평상시에 누적된 몸의 피로감을 제거시키면, 몸과 마음이 동시에 회복되어 다른 사람과의 대인관계도 좋아지고 자신의 일이나 회사에서의 업무 능력도 상승된다. 또 학생들은 학업 성적도 높아진다. 호흡명상을 통해서 휴식을 취하고 스트레스가 해소된 몸이 마음을 편안하게 작용하도록 도와주는 역할을 하는 것이다.

호흡명상을 하면 스트레스 호르몬을 유발시키는 혈장의 코티졸을 줄여 준다. 호흡명상은 심신상관의 병인 우울증과 외상 후의 스트레스도 감소시켜 준다.

요즘은 사람들이 스마트폰이나 현대적인 기기에 속박되어 언제나 자유롭지가 못하다. 기계가 사람을 압박하고 감시하는 것이다. 그 결과 잠을 깊이 들지 못해 불면증이나 수면 부족에 시달린다. 그러한 일상들이 반복되면서 피로가 누적되기 시작하면 만성 피로증후군이 지속되어 활동 능력을 방해하기도 한다. 만성적인 피로감은 활동력이나 창의력을 떨어뜨리며, 분석하고 판단하는 뇌의 전두엽 대뇌피질을 차단한다. 그 결과 자신의 삶에서 활동적이고 창조적이며 어떠한 것을 기획하고 계획하여 추진하는 원동력이 떨어져 삶의 의욕이 상실되는 결과를 초래한다.

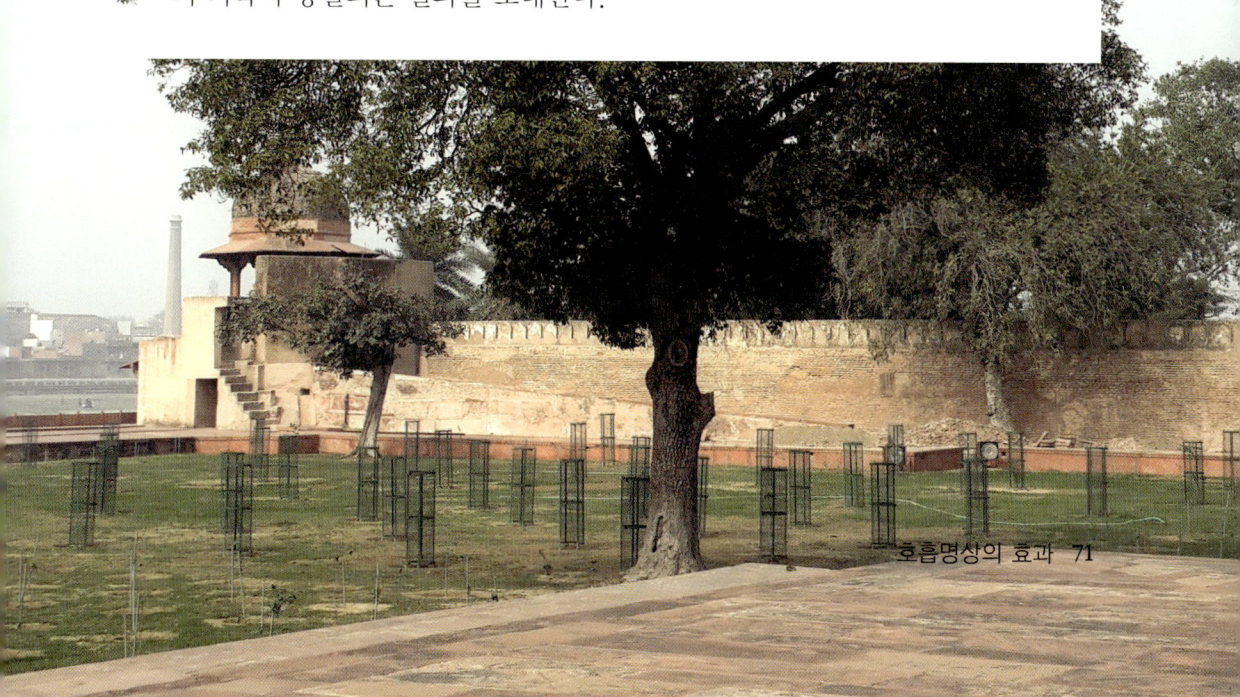

호흡명상은 내면의 안정성과 동시에 몸에 휴식을 주어 스트레스의 원인인 피로나 스트레스에 저항력을 강화시켜 준다. 스트레스 호르몬을 감소시켜 우리의 면역체계를 조절하고 강화시켜 주는 것이다. 그 결과 우리에게 가장 많이 생기는 심장병, 뇌혈관계 질병, 암 등에 대한 예방과 저항력을 키운다. 자기 스스로를 방어하고 예방하는 면역 체계가 강화되기 시작하는 것이다.

날마다 자신의 생각과 함께 행할 수 있는 호흡명상이 몸에 휴식을 주고 스트레스를 극복할 수 있는 삶으로 전환시켜 주는 것이다. 언제나 우리는 수면으로만 휴식을 얻었지만, 호흡명상이라는 새로운 삶의 방법을 통해 긴장해소와 휴식과 이완의 효과를 동시에 얻을 수 있는 것이다.

명상을 하면 무엇이 좋을까? 명상 중에서 특히 호흡명상을 하게 되면 자연스럽게 몸은 호흡을 덜하게 되어 신진대사가 떨어진다. 따라서 몸은 일상보다 더 많은 휴식을 취하게 된다. 그렇게 몸이 휴식을 취하면 동시에 마음은 보다 안정이 되어 뇌파의 변화가 일어나는데, 이완되고 안정적이며 긍정적인 파장인 알파파와 세타파 그리고 델타파와 감마파의 파장이 형성된다. 이것은 마음이 뇌라는 몸으로 표현하는 긍정적인 신호이다. 그리고 마음을 표현하는 다른 기관인 심장의 움직임도 달라져 심장박동수도 안정적으로 변화한다. 심장이 정상화되어 가는 것이다. 이것은 몸이 안정되면서 동시에 마음이 안정되고 편해진다는 증거이다.

우리 몸은 장부와 혈류와 신경계통의 기관이 잠시도 쉬지 않고 끊임없이 움직이게끔 되어 있으며, 만약 몸에 이상이 생겨 순환이 안 된다면 바로 이상 작용을 일으키고 질병을 일으킨다. 만약 산소가 부족하거나 물이 부족하거나 음식물이 공급되지 않으면 몸은 유지하거나 지탱할 수가 없게 된다.

또 몸과 신경계통이 외부적인 자극을 계속해서 받으면 마음은 그 스트레스로 인하여 견디지 못하고 다른 질병을 유발시킨다. 몸과 마음이 상호보완을 하지 않음으로 해서 일어나는 사고가 바로 정신과 신체의 질병이다.

호흡명상을 행하면 몸과 마음에 양쪽에 긍정적인 효과와 도움을 주게 된다. 몸과 마음의 기능에 균형을 맞추어 주고 스트레스로부터 자유로운 삶을 살게 해 주며 건강한 삶을 살게끔 해 주는 것이다.

우리는 하루에 평균 21,600번 들이쉬고 내쉬는 호흡을 하면서 산다고 한다. 이 호흡은 몸의 모든 기능과 마음의 기능까지 영향을 준다. 만약 호흡이 거칠거나 빠르거나 부족할 때는 동시에 몸의 균형도 깨어지게 된다.

호흡명상이 몸에 주는 최고의 선물은 이완과 휴식이다. 인간이 휴식을 취하는 때는 잠을 통해서이다. 잠은 몸에 깊은 휴식을 주는 수단이다. 호흡명상은 잠의 휴식보다 더한 이완과 휴식을 가져다준다. 이러한 휴식이 바로 스트레스와 긴장과 질병을 막아주는 수단이 되는 것이다.

명상은 궁극적으로 여러 생각들이 일어나는 마음이 고요하게 되어서 보다 창조적이고 이상적인 생각이나 아이디어를 창출하게 한다. 호흡명상은 우리 몸의 중추적인 핵심인 호흡과 마음을 동시에 결합하여 진행하는 명상이다. 몸의 모든 기능들이 바로 이 호흡의 변화에 의해 달라진다. 호흡은 몸의 모든 기능에 생명을 불어 넣어 주고 뇌에 산소를 불어 넣어 마음이 움직이게 하는 역할을 한다.

호흡명상을 실천하면 자연스럽게 호흡은 느려진다. 그렇게 되면 보다 여유롭고 안정된 삶을 살게 된다. 아무리 바쁜 상황에서 여유로운 마음을 갖게 한다. 인위적이지 않으면서도 자연스럽게 삶에 안정을 주게 되는 것이다.

만약 인위적으로 호흡통제나 조절을 하는 방법이 있다면 그것은 일시적으로는 효과가 있을지 몰라도 부작용이 있을 수 있으며 평생을 함께 할 수 있는 방법이 아닌 것이다.

일상생활에서 호흡명상을 꾸준히 실천하면 몸의 휴식을 통해서 스트레스와 긴장이 해소되고 마음의 안정이 고요함을 주어 깊은 휴식과 안정을 통하여 자신의 삶이 전체적으로 변화되어 갈 것이다.

제2장 호흡명상이 정신에 주는 효과

호흡은 몸과 마음의 중간에 있으면서 서로 영향을 주고받지만 특히 정신에 밀접하게 영향을 준다. 마음이 긴장되거나 불안정한 상태일 때는 몸에서도 바로 반응이 일어난다. 우리 몸의 가장 중추적인 역할을 하는 뇌와 심장 기능이 가장 강하게 영향을 받는다.

우리는 병의 원인이 바로 긴장과 몸의 누적된 피로가 만들어 내는 스트레스 때문이라는 것을 잘 알고 있다. 불안함과 초조함, 긴장된 일상과 과중한 업무량들이 바로 심장을 극도로 뛰게 만들고 두통을 유발시키고 손에는 땀이 내고 눈을 충혈시키며 잠이 오지 않게 한다. 신경계가 혼란을 겪어 몸의 모든 기관이 마음의 중추신경을 통제를 할 수 없게 되는 것이다.

이러한 때에 가장 먼저 신호가 오는 것이 바로 호흡의 변화이다. 마음의 기능에 문제가 생길 때 일어나는 것이 바로 호흡과 뇌파의 변화이다. 잠에 깊이 들어 있거나 마음이 편안할 때는 호흡과 심장과 뇌 기능의 움직임인 뇌파가 안정되어 있다.

호흡명상을 자연스럽게 실천하게 되면 바로 호흡의 속도는 느려지고 마음과 감정은 안정이 된다. 이러할 때 몸의 모든 부분은 빠르게 이완되고 정상화될 것이다. 호흡을 느리게 한다면 당연히 마음이 안정이 된다. 반대로 마음이 안정이 되면 호흡도 느려지고 부드러워진다.

그러나 호흡을 인위적으로 통제하여 안정시키려고 한다면 오히려 호흡이 안정성을 잃고 마음이 자연스럽게 편안함으로 가는 것을 막게 된다. 따라서 호흡명상은 절대로 호흡 그 자체에도 인위적으로 신경을 쓰지 말고 마음으로도 호흡을 가라앉히면서 실행해야 한다.

호흡명상은 몸과 호흡과 마음, 이 세 가지를 동시에 좋게 하는 방법이다. 고대로부터 내려온 이 호흡명상의 방법이 일상 속에서 간단하면서도 부작용이 없이 스트레스의 연결고리를 끊어내는 역할을 할 것이다. 일상에서 자신의 호흡을 살짝 의식만 한다면 누구든지 불안한 마음으로부터 벗어날 수가 있다. 호흡명상은 마음의 불안을 제거하고 안정을 주며 동시에 몸에 휴식을 주어서 서로가 상생하게 한다.

호흡을 하면 자연스럽게 호흡의 주체가 나라는 자각이 된다. 호흡의 소리에는 아주 깊은 의미가 담겨져 있다. 숨을 들이쉴 때의 호흡 소리인 '소'와 내쉴 때의 호흡 소리인 '함'이 있는데, 고대의 경전인 우파니샤드에서는 들이쉬는 호흡 소리인 '소'는 삶의 절대적인 근원이며 내쉬는 호흡 소리인 '함'은 나라는 뜻으로 정리한다. 곧 숨을 들이쉬고 내쉬면서 '나는 삶의 근원'이라는 뜻이라는 것을 말하는 것인데 이런 내용도 의식하지 않고 호흡 소리만을 생각하면 된다.

호흡명상을 계속하면 일상의 긴장되고 불안정한 마음의 상태로부터 편안하고 안정된 마음으로 변화되어 외부 스트레스의 공격으로부터 덜 영향을 받게 된다. 그렇게 되는 것이 반복되면 자신도 점차 삶의 표면의식의 영향으로부터 벗어나 보다 깊은 심층의식의 상태를 지나 자신의 순수의식의 상태로 들어가게 된다. 이렇게 되면 우리는 자신의 삶의 행동을 극대화시켜 보다 능률적으로 삶을 살게 될 것이며, 성취적인 삶과 동시에 안정된 삶을 동시에 얻을 수 있을 것이다.

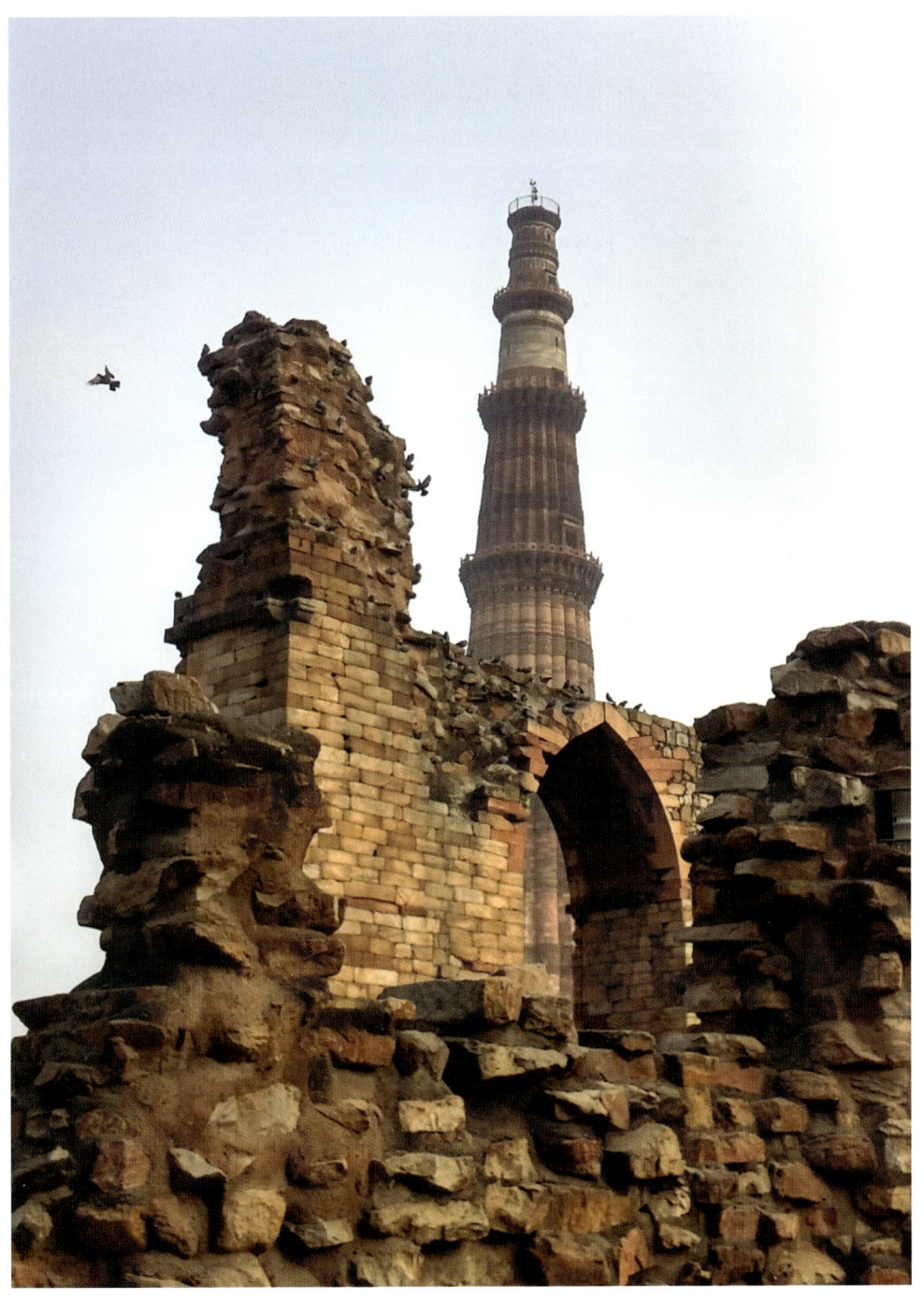

제3장 호흡명상이 일상생활에 영향을 주는 효과

호흡명상은 일상생활을 하면서 언제 어디서나 실천할 수 있는데, 호흡을 하고 생각을 할 수만 있다면 언제든지 가능하다. 이것이 호흡명상의 매력이다. 호흡을 매개체로 수행하는 방법들은 많지만, 호흡과 마음을 통제하지 않고 숨쉬듯이 자연스럽게 실천할 수 있는 것이 중요하다.

어떠한 방법이든지 최대한 자연스럽고 인위적으로 노력하지 않는 것이 핵심이다. 자연스럽게 호흡을 관조하게 하고 그 방법이 일상생활에서 생활의 리듬을 깨거나 무리를 주지 않고 삶에 발전적인 원동력과 힘을 준다면 바람직한 방법이라고 볼 수가 있다.

명상을 실천하는 것이 우리 생활에 좋은 영향을 준다는 것은 이미 세계적으로 여러 단체에서 과학적으로 검증되었다. 다양한 호흡명상의 방법들도 그러한 과학적인 보고서들을 가지고 있다. 앞서 말했듯이 호흡명상을 실천하면 일단 호흡이 자연스럽게 길어지기 때문에 몸이 휴식을 취하고 마음이 안정이 된다.

많은 사람들은 자신의 내면이나 외부적인 활동이나 사람들의 관계에서 서로 영향을 주고받으면서 살고 있다. 각자의 집이나 직장이나 활동 영역에서 스트레스나 긴장을 주고받는 것이다. 단순히 호흡을 어떻게 함으로써 자신의 생활과 이런 관계들이 달라질까 하는 의문도 생긴다. 그러나 그것은 호흡과 모든 생각과 행동이 서로 밀접하게 연관되어 있기 때문에 가능하게 된다.

우리는 몸, 호흡, 마음 이 세 가지 요소가 분리되어 있지 않음을 알고 있다. 명상이라는 것은 몸과 호흡과 정신이 동시에 안정되고 이완되고 휴식을 취하는 길이기 때문에 이 세 가지 요소는 분리할 수 없는 공동체라고 볼 수가 있다.

호흡명상은 일단 마음을 안정시켜 주는 중요한 방법이다. 그러기 때문에 자신의 모든 생활 패턴이 보다 긍정적이고 밝아지게 된다. 호흡의 템포가 쉬고 느려지고 편안해지니 몸과 마음이 휴식과 안정을 취하게 되는 것이다. 더불어 호흡이 부드러워지면서 마음은 편안해진다. 이러할 때 사물을 바라보는 눈이 달라진다. 호흡명상은 바로 이렇게 몸과 마음이 연결된 호흡과 뇌파를 동시에 안정시키고 휴식을 주기 때문에 자신의 인식이나 시야를 달라지게 하는 것이다.

제4장 호흡명상이 삶에 에너지를 주는 효과

　호흡명상을 일상에서 반복적으로 꾸준히 하면 몸과 마음이 휴식을 취하면서 서서히 안정된 상태를 유지하게 된다. 이렇게 몸과 마음이 휴식과 안정을 취하는 상태가 되면 자연스럽게 몸에 에너지가 생성되기 시작한다. 또 몸에 에너지가 형성되면 자연스럽게 마음은 더 힘을 받게 된다. 곧 호흡명상을 통하여 호흡이 부드러워지면 마음은 안정을 취하고 삶은 점차적으로 에너지를 얻게 되는 것이다.

　호흡명상은 두 가지 과정으로 나누어진다. 하나는 생각의 방향을 이끌어 주는 이성이며, 또 하나는 생각의 에너지이며 추진력인 활동성이다. 호흡명상은 철저하게 내향적이며 독립적이지만 정확한 방향과 그 방향을 향해 나아갈 때 에너지와 힘이 생겨난다. 그렇게 됨으로써 마음은 더욱 내면으로 전진하는 탄력성을 받게 되고 고요함으로 전진하게 되는 것이다.

　우리는 호흡명상을 통하여 육체와 호흡과 정신, 이 세 가지 과정을 동시적이며 반복적으로 꾸준히 실천함으로 우리의 모든 기능들을 정화시킬 수 있다. 육체의 노폐물과 신경계통의 흐름들이 정상화되어감에 따라 에너지의 흐름도 즐겁게 몸 전체에 흐른다. 정신은 맑아지고 보다 고요해지면서 힘이 생겨나며, 에너지와 지성은 결합을 이루게 된다.
　이러할 때 우리의 몸과 마음에는 여러 가지 현상들이 일어날 수 있는데, 그러한 것을 '능력의 극대화' 또는 다른 말로 '초능력'이라고 한다. 그러나 초능력 그 자체에는 큰 의미를 부여할 필요가 없다. 그것은 에너지 활성화의 결과로서 생겨난 부산물로 볼 수 있고, 호흡명상을 계속해서 실천해 나가는데 대한 하나의 보답이나 결과물로도 생각할 수가 있기 때문이다.

이러한 능력이 나타나면 우리의 다섯 가지 감각과 느낌과 정서, 이지(理智)에는 새로운 전환점이 일어난다. 우리가 느끼고, 맛보고, 듣고, 보고, 냄새 맡는 감각의 기능들이 아름답고 새로운 세계를 경험할 수 있게 되는 것이다. 그러나 이 모든 것은 호흡명상이 깊어지고 몸과 마음이 전체적으로 발전되기 시작할 때 일어나는 하나의 과정이며 현상이다.

사람들은 이러한 능력들을 높이 평가하기도 하는데 그것은 어디까지나 부분적인 것이며, 지속적인 것이 아니다. 다만 그러한 에너지는 호흡명상을 계속하게 되는 계기나 힘이 될 수도 있다. 그리고 진정한 삶의 방향이 없이 체험된 에너지와 힘의 바탕들이 여러 능력이나 새로운 체험을 맞이하는 것은 바람직하지 못하다.

호흡명상은 삶에 에너지를 일으켜 주는 좋은 수단이며, 삶 그 자체의 힘이다. 호흡명상을 바탕으로 수행을 하면 에너지의 흐름을 실천적이고 자연스럽게 유도하여 삶에서 창조적이고 강하게 쓸 수 있는 힘과 능력을 얻을 수도 있다. 이러한 일은 삶의 전체적인 발전이 연결된 바탕에서 일어나는 것이다.

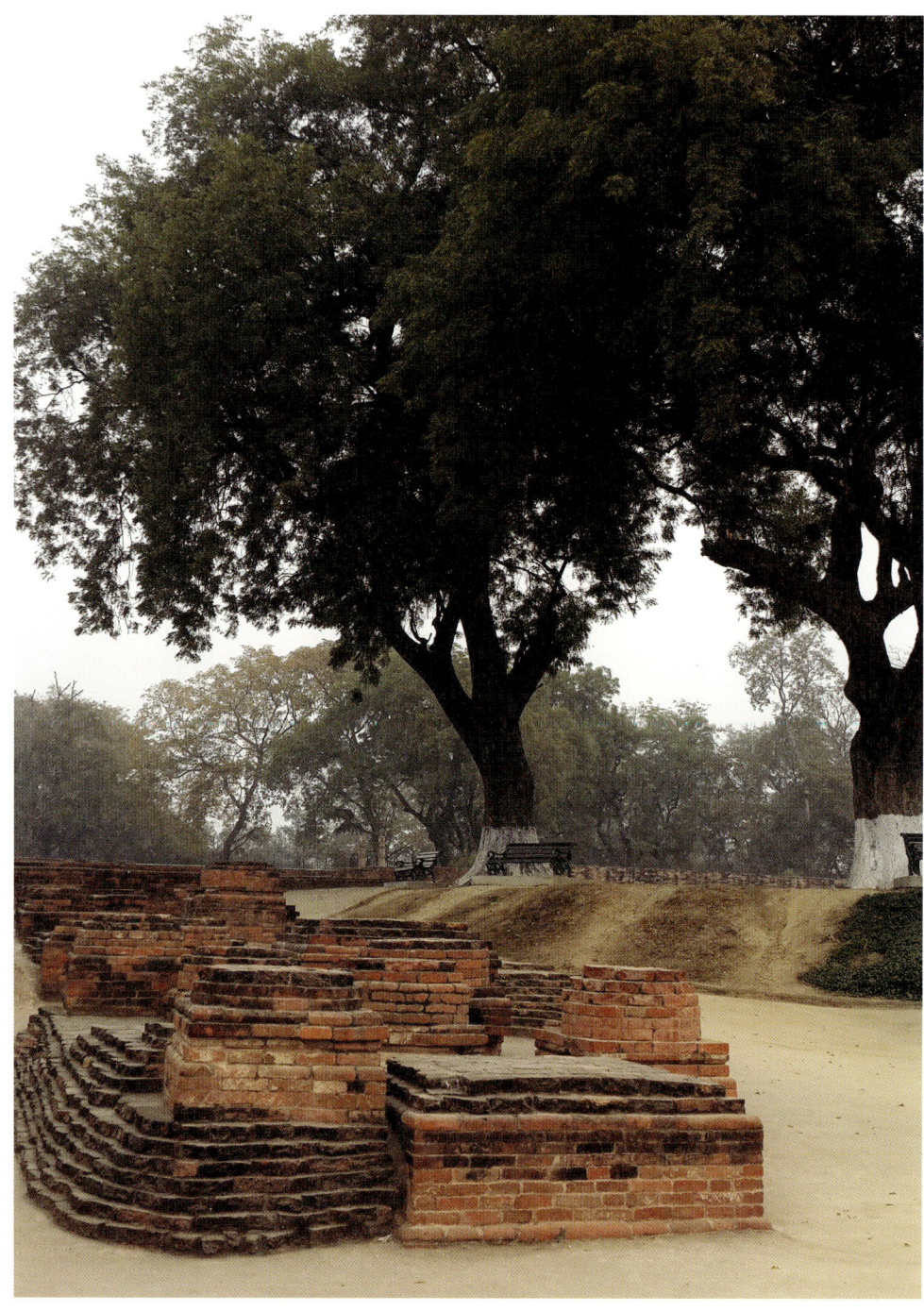

제5장 호흡명상이 필요한 사람들

1. 직장인을 위한 호흡명상

학교를 졸업하고 어려운 시험과 여러 관문을 통과해 얻은 직장에서 적응하고 살아가기 위해서는 많은 스트레스들을 감수해야만 한다. 업무 능력에 대한 부담감과 동료 및 상사와의 관계에서 일어나는 여러 압박감 등을 헤쳐 나가려면 직장 생활이 쉽지가 않다.

요즘은 많이 없어졌지만 업무가 끝나고 모여서 먹는 술이나 단합대회 같은 것은 서로의 대화를 유도한다는 이점(利點)도 있지만, 큰 스트레스의 요인이 될 수가 있다. 승진을 하고 좋은 업무 성적을 만들어 내려는 부담감도 이기기가 쉽지 않다. 때문에 남들이 최고로 좋은 직장이라고 부르는 엘리트 코스 직장의 이직률이 높아지는 것이다. 그래서 최근에는 회사에서 명상 프로그램을 도입하여 직원들의 스트레스를 낮추려는 노력도 한다.

어떻게 하면 자신의 만족과 더불어 회사에 좋은 기여를 할 수 있는 사람이 될 수 있을까? 이때 필요한 것은 긴장이나 스트레스로부터 자유로우며 창조적으로 업무 능력을 증진시킬 수 있는 힘과 능력을 부여하는 방법이다.

호흡명상이 직장인들에게 실제로 도움을 줄 수 있는 것은 업무를 하면서 받은 스트레스를 풀어낼 수 있다는 점이다. 이렇게 되면 직장에서의 관계나 만족도가 더해져서 자신과 직장에 도움이 되는 삶을 살 수가 있는 것이다. 때문에 요즘은 세계적인 기업에서도 개인이나 직장 자체에서 명상 프로그램이나 그에 상응하는 자기 개발 프로그램들을 실천하는 회사들이 많은 것으로 알고 있다.

직장에서 스트레스를 받으면 의자에 편안하게 앉아서 일단 5회에서 10회 정도 크게 호흡을 행한다. 그 후에 눈을 감은 다음 호흡을 들이쉬고 내쉬면서 들이쉼과 내쉼의 호흡을 행한다. 그런 다음 편안하게 앉아서 들이쉬는 호흡 소리인 '소'를 행하고 내쉬는 호흡 소리인 '함'을 실천한다. 그렇게 앉아서 자연스럽게 호흡이 진행되면 눈을 뜨고 걸어 다니면서도 실천할 수가 있다.

호흡이 자연스럽게 진행되면 외부적인 스트레스의 반응에서도 훨씬 더 자유로울 수가 있다.

스트레스와 전투를 벌이는 직장인들에 대한 호흡명상

한창 유행한 '미생'이라는 드라마에서 그랬다. 직장 생활은 전쟁터이며 직장 밖은 지옥이라고. 요즘 우리가 살아가는 모습을 대신해서 한숨을 쉬듯이 재미있게 풀어낸 이 드라마에 한때 우리들은 집중했다.

실제 기업 내에서 운동과 명상을 가르치면서 그들과 같은 생태계 안에서 살다 보니 그것이 더욱 절실하게 느껴진다.

직장 내에서 사람과의 관계를 이어가기 위한 노력, 빼먹어서는 안 되는 회식자리, 피하고 싶은 일상의 야근, 의자에서 엉덩이를 떼기 어려운 과중한 업무, 매년 인사고가 고민에 눈치 보기, 실적내기 위한 치열한 경쟁 등 이런 가운데 자신의 성격과 맞지 않는 직장 동료와 일을 한다면 숨이 턱까지 넘어올 지경이라는 말이 절로 나오게 된다. 때문에 주위에서 담배를 피우는 사람들을 보면 '정말 숨을 쉬기 위해 담배를 피우는 건지도 모르겠다.'라는 생각까지 든다.

하지만 살아야 한다면 이 반복적인 전쟁터에서 살 수 있는 방법을 터득해야 한다. 기본적으로 건강관리를 통해 자신을 지키려는 많은 노력가들이 있다. 등산, 헬스, 수영 등 다양한 방법을 통해 스트레스를 극복하려는 사람들 가운데, SK기업에는 일찍이 '심기신 수련' 이라는 문화가 있었다.

대부분 운동이 운동 자체에 적응하기 위해 몸이 맞추어 간다면 심기신 수련은 인체 관절의 유동각도 안정화, 근육의 불필요한 긴장 해소 및 코어 안정을 위한 근육 강화, 장기 기능의 안정, 가열된 피로에 빠른 시간에 깊은 휴식 전달하기 등 인체에 최적화로 안정된 움직임을 활성화하기 위한 건강관리 문화이다. 그중에 호흡명상은 심리적 긴장감을 해소하고 지친 마음에 휴식을 전달하는 중요한 방법 중 하나로 시행하기도 한다.

끊임없이 달려야 하는 직장 생활에서 생각이 바빠진다는 의미는 무엇일까? 바쁘다는 것은 시간에 쫓긴다는 말이기도 하다. 자신의 안정에서 벗어나면 다급해진다. 즉 시간의 중심에서 여유 있게 삶을 통제할 수 있는 상황에서 점점 멀어진다는 것이다. 자신의 안정됨은 시간을 여유 있게 느끼게 하는 상대적 힘이기도 하다. 이런 힘을 갖기 위해서는 우선 몸이 건강하고 마음이 편안해야 한다.

몸이 아프면 생각의 장애가 일어난다. 몸이 아프다는 조건에서는 업무 처리와 사람들과의 커뮤니티가 원활하지 않다. 결국 상대적 반응과 결과는 좋을 리가 없으며 그로 인해 스스로는 다시 장애를 가질 수 밖에 없다.

생각으로 오는 스트레스는 몸의 움직임을 둔화시키거나 거칠게 한다. 생각이 너무 앞서거나 너무 느려진다면 상대적 커뮤니티에서 안정된 경청과 이해가 어려워질 수 있다. 결국 소통이 안 되고 불만의 요소가 커지는 환경을 만드는 것이다.

직장 생활에서 물리적 시간의 속도와 심리적 중압감에서 잠시라도 자유로워진다면 다시 시작할 수 있는 힘을 얻는 것이다. 쉬고 싶다는 생각을 든다면 현재 지쳐있는 상태인 것이다.

이럴 때는 잠시 눈을 감고 심호흡을 여러 차례 반복하며 호흡이 들어오고 나가는 것을 지켜본다. 호흡의 소리인 들이쉴 때 '소'를 자연스럽게 떠올려 본다. 그리고 내쉴 때는 내쉬는 호흡 소리인 '함'을 떠올린다.

이렇게 호흡을 하면서 호흡 소리를 생각하다보면 생각이 많이 줄어들고 마음이 보다 편안해진다. 간혹 몸이 나른하거나 졸릴 수 있으나 이것은 외부적인 스트레스로 예민한 상태에서 스스로 자유로워지고 있는 것이다.

어느 날 불면증으로 힘들어 하던 젊은 여직원이 찾아왔다. "명상을 하면 잠이 잘 오나요?"라는 질문과 함께 자신은 졸아 본 경험이 없다며 학창시절 때 조는 친구들이 이해가 안 갔다고 했다. 상담을 듣고 보니 부담이 되었다. 명상을 하면 잠을 잘 잘 수 있다고 단정하기가 어려웠기 때문이다. 최소한의 답변으로 "잠이 잘 올지는 모르겠지만 마음이 편안해지는데는 도움이 됩니다."라는 말로 명상을 권유했다. 눈을 감고 잠시 심호흡을 여러 번 반복하게 한 후 호흡을 편안하게 지켜보게 했다. 그 다음 호흡이 드나드는 것을 보며 호흡 소리를 떠올리게 했다. 시간이 10여 분 지났나 싶었을 때 고개를 뚝뚝 떨구며 조는 여직원의 모습을 볼 수 있었다. 잠에서 깬 여직원은 얼마 전 자신이 한 말을 떠올리며 얼굴을 붉히며 웃었다.

호흡명상이 수면제는 아니다. 하지만 명상을 통해 자신의 긴장을 해소되는 과정에서 조는 상황이 일어났을 것이라 생각한다. 지난 10여 년간 기업 내 임직원들에게 많은 임상을 하는 과정에서 이런 광경을 목격하게 되었다. 이것을 보면서 불면증이라는 부분은 긴장 혹은 심리적 압박감과 같이 맞물리는 경우도 많다는 것을 이해하게 되었다. 물론 음식이나 생활습관에서도 수면장애를 얻을 수 있을 것이다. 그러나 호흡을 안정되게 하는 자연스런 명상 방법이 마음을 편안하게 하는 과정에서 육체의 신경적 장애 요소를 안정되게 하는 데에 도움을 준다는 것은 확실한 사실 같다.

명상을 가르치다 보면 회사 임직원들이 종종 나를 '건강완벽체'인 것처럼 대하기도 한다. 다양하고 많은 사람들을 접하는 직업으로 나 역시 심한 피로감을 가지고 있다. 심하게 운동을 하거나 조직 구성원 간에 마찰에서 무거움을 느끼고 스트레스에 지치는 것 또한 마찬가지이다. 하지만 이럴 때 나는 10분에서 20분 정도 의자에 앉아 호흡명상을 하는 것으로 적절하게 심신의 휴식을 취한다.

아주 완벽한 건강체라 하더라도 물리적으로 무리를 하고 대인관계에서 지친다면 피로를 느끼거나 심리적 무거움으로 괴로울 것이다. 자동차가 아무리 새 차라 해도 관리하지 않고 탄다면 얼마나 오래 탈 수 있겠는가? 사람도 끊임없이 관리하는 작은 습관들이 몸과 마음에 무리를 덜어주는 것이다. 항상 관리를 잘한 차는 10년을 타도 만족할 만한 승차감을 느끼듯 사람도 마찬가지이다.

평상시 짧은 시간을 이용하여 관리를 한다면 무겁게 느껴지는 불필요한 긴장을 적절하게 해소할 수 있다. 일상에서 자신도 인지하지 못하는 사이에 긴장을 하거나 힘이 들어가는 경우가 많은데, 이것을 그냥 지나친다면 매번 쉽게 지치는 자신을 발견하게 될 것이다. 자신의 긴장 상태를 알아가는 가장 쉬운 방법은 몸을 가볍게 이완하려는 관심과 관찰에서 시작된다. 무엇이든 익숙해지는 시간이 필요하듯 처음엔 살짝 어렵게 느껴진다. 하지만 약간의 인내심을 갖고 진행하다가 보면 평상시에 관찰하고 인지하는 자세가 몸에 익숙해져 불필요한 긴장에서 가벼워질 수 있을 것이다.

호흡명상은 처음에는 앉아서 눈을 감고 한다. 이것이 익숙해지면 눈을 뜨고 일상에서 움직이는 가운데에 시행할 수 있다. 이런 것이 익숙해지다 보면 복잡한 생각에 묶이지 않는 좋은 포인트가 되기도 한다.

불교명상에 '위빠사나(Vipasana)'라는 전문적인 수행법이 있다. 일상을 관조하는 힘을 갖게 하는 수행법이다. 하지만 초보자가 인위적으로 일상을 지켜보려 하면 오히려 역효과가 나기도 한다. 그러나 자기 스스로를 편안한 상태에서 지켜보는 것은 무리가 없다. 호흡명상을 일상에서 움직이면서 한다면 조금씩 일상에서 보여지는 것을 보게 하는 자연스러움을 얻을 수 있다.

기업인 최종현 회장의 생명력 관리인 라이프 케어(Life Care)와 호흡명상

유학의 큰 스승이신 이퇴계 선생님이 정리한 《활인심방(活人心方)》이란 책이 있다. 조선시대 양반들의 생활 습관은 뛰지 않으며 운동이라는 것은 거의하지 않는 것이었다. 하지만 그런 가운데서도 건강에 대해서는 분명 신경을 쓰고 있었다라는 것을 활인심방을 통해 알 수 있다.

이 책을 잘 보면 건강을 넘어선 몸과 마음의 관리를 '수신(修身)' 혹은 '양생(養生)'이라는 단어로 정리한 것을 알 수 있다. SK 최종현 회장도 아마 이 부분에서 아이디어를 얻어 심기신 수련을 건강 관리를 넘어선 생명력 관리 개념의 '라이프 케어(Life Care)'라는 단어로 임직원들에게 권유하지 않았나 짐작하게 된다.

최종현 회장은 한국의 자원이라고는 사람밖에 없다는 것을 알고 인재양성을 위해 한평생 노력하였다. 그중 SK 기업문화인 심기신 수련은 '패기', 즉 자신의 안정을 통해 최상의 상태를 구현하는 삶의 태도를 지닌 인재상을 추구한다.

최종현 회장 본인의 저서인 《일등 국가로 가는 길》에서도 심기신 수련을 청소년 교육에 대한 방책으로 제시하고 있다. 여기서의 교육은 단순히 지식을 얻는 것을 넘어 '수신(修身)'의 의미가 있다. 이는 의욕을 일으키는 활동성만을 말하는 것이 아닌 심신의 안정된 상태를 통해 삶을 성공적으로 살게 하기 위한 통합적인 교육을 뜻한다.

직장 속에서 관계의 안정은 타인의 노력보다 자신의 안정이 큰 역할을 한다. '수신제가치국평천하(修身濟家治國平天下)'라는 《대학(大學)》의 구절이 말하듯 수신(修身), 즉 자신의 관리는 가족과 국가 그리고 천하까지 미친다. 자신의 안정은 이렇게 상대적으로 무한한 가능성을 갖게 한다.

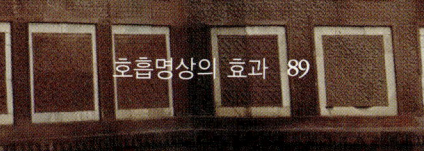

운전을 하다 보면 거칠어지는 상황이 종종 일어난다. 운전자들 가운데 돌발적 감정의 충돌로 이성을 잃고 상황을 악화시키는 경우가 있음을 뉴스를 통해 듣게 된다. 도로에서 뿐 아니라 사무실에서도 다양한 상황의 변화로 생각하지 못한 돌발적 사건들로 감정이 격앙되는 경우가 있다. 사직서를 던지고 싶다는 사람들은 대신 옥상에 올라가 심호흡을 토해내듯 담배를 태우는 상황으로 사직서 투척을 참아낸다. 이렇게 스트레스나 감정의 격화된 상태에선 호흡을 씩씩거리게 된다. 왜냐하면 몸과 마음은 서로 밀접하게 연관되어 있기 때문이다.

서울의 삼각산 도선사(道詵寺)에 올라가는 길에는 청담(靑潭) 스님의 이런 글귀가 있다.

'한번 참으면 내 몸이 안락하고, 두 번 참으면 가족이 행복하고, 세 번 참으면 천하가 태평하다.'

직장뿐만 아니라 살아가면서 우리는 여러 상황에서 참아야 하는 경우가 많다. 참아야 하는 경우 참지 않는다면 긍정적 상황을 전개하는 것은 어려운 일일 수도 있다. 자신의 상태가 참을 수 없는 포화 상태라면 지쳐 있는 것이다. 지치게 하는 요소는 물리적인 육체적 부분도 있지만 생각의 복잡함 속에서도 일어난다. 이런 여러 상황에서 자신의 호흡은 상태에 따라 거칠거나 자연스럽지 못하다. 이런 상황이라면 잠시 호흡을 편하게 쉬는 방법을 통해 자신의 거친 생각과 몸에 휴식을 취하게 한다.

흡연하는 상황도 나름의 생각을 정리하기 위한 궁여지책이기도 할 것이다. 하지만 우선 의자에 편안하게 앉아서 5회에서 10회 정도 크게 호흡을 행한다. 그 다음에 눈을 감고 호흡을 들이쉬고 내쉬면서 들이쉼과 내쉼의 호흡을 행한다. 그런 다음에 편안하게 앉아서 들이쉬는 호흡 소리인 '소'를 행하고 내쉬는 호흡 소리인 '함'을 실천한다. 이렇게 15분여 정도 지나면 흡연보다 더 편안한 안정감을 갖게 된다.

나는 〈최종현 회장의 생명력 관리〉라는 주제를 가지고 임직원들에게 호흡명상을 통한 안정감을 전달한다. 개인의 안정과 휴식은 새로운 창의적 삶의 바탕이며 그것은 공유적인 유익함을 가질 수 있다.

2. 수험생을 위한 호흡명상

우리나라에서 세상을 성공적으로 살아나가기 위한 첫 번째 관문으로는 대학에 합격하거나 취직을 하는 것이다. 모두 절박한 상황이다. 사실상 따져보면 어린 시절부터 좋은 초·중·고등학교와 대학교, 좋은 직장에 들어가기 위해 늘 시험과의 사투를 한 것 같다. 한번 좋은 학교에 들어가면 평생의 인생이 달라진다고 보기 때문에 엄청난 압박감과 전투를 해야만 한다. 매일 새벽에 일어나 밤 늦게까지 계속해서 학교와 학원과 집에서 성적을 올려야 한다. 시험에 붙기 위한 이 같은 노력들은 아마 세계에서 가장 강한 것이다.

시험 합격을 위한 목표를 위해서 조금도 자기 시간을 낼 수 없는 치열한 전투 상황은 몸과 마음에 엄청난 스트레스의 하중을 준다. 그러나 다른 나라로 이민을 가거나 외국에서 공부하지 않는 이상 여기에서 승부를 봐야 하는 상황이다. 이런 상황에서 잠시라도 자신의 몸과 마음을 쉬게 하고 또 긴장이나 스트레스, 병으로부터 견딜 수 있는 힘을 어떻게 키울 수 있을까?

긴장되고 경직되어 있으며 스트레스에 열려 있는 몸과 마음을 풀어주고 안정되게 하는 것이 무엇보다도 중요하다. 그런 수험생에게 가장 좋은 방법은 바로 명상이다. 시간이 없는 수험생에게 잠시라도 몸과 마음을 쉬게 하여 자신이 목표하는 상태에 도달하게 하여야 한다. 이런 수험생에게 필요한 명상은 세 가지 방법으로 나누어서 실천하게끔 한다. 첫 번째는 앉아서 눈을 감고 실천하는 방법이며, 두 번째는 눈을 뜨고 앉거나 걸어 다니면서 실천하는 방법이며, 세 번째는 누워서 쉬거나 잠자기 전에 실천하는 방법이다.

첫 번째 앉아서 실천하는 명상은 눈을 감고 앉아서 숨을 크게 들이쉬고 내쉬면서 호흡 소리를 느껴본다.

호흡 소리가 잘 느껴지지 않으면 들이쉬고 내쉬면서 호흡 소리를 생각하면서 명상을 한다. 들이쉴 때는 들이쉬는 호흡 소리 '소-'를 생각하고, 내쉴 때는 내쉬는 호흡 소리인 '함-'을 생각한다.

두 번째는 눈을 뜨고 앉아있거나 걸어 다니면서 실천하는 방법이다. 언제든지 호흡을 생각하거나 들이쉬고 내쉬면서 호흡 소리를 생각한다.

세 번째는 눈을 감고 누워 있거나 쉬고 있거나 아니면 잠이 들기 전에 천천히 들이쉬고 내쉬면서 호흡을 한다.

3. 주부를 위한 명상법

직장인들이 스트레스를 많이 받는다고 하지만 주부들은 집에서 생활하면서 가사일과 아이들에게 시달린다. 사실상 시간이 많은 것 같지만 오히려 자기 시간이 더 없을 수도 있다. 차 한 잔을 마시는 나만의 시간을 언제 가질 수 있을까? 하는 고민을 할 정도로 여유가 없는 것이다.

결혼을 해서 임신과 출산을 하고 아기를 키우고 성장할 때까지 옆에서 관리하는 몫은 바로 주부의 것이다. 그래서 눈으로 드러나지 않으면서도 사실상 많은 일에 매달려서 자기 시간이 없는 것이다.

아침에 일찍 일어나 밥과 반찬을 하고, 나이와 상황에 따라 아이와 남편의 뒤치다꺼리도 해야 한다. 아이들을 학교에 바래다주고 데려와야 하고, 은행이나 시장도 가야 한다. 그러다 보면 친구와 만날 엄두도 나지 않는 사람들이 사실상 많다. 시간이 많아서 여유롭게 여행도 가고 친구들도 많이 만나고 쇼핑도 하는 사람들은 실제 주부들 중에서는 일부분에 속한다. 더 나아가 만약 일을 하는 주부라면 양쪽 일에 매달려 온전한 자신의 삶을 잃을 수도 있다.

집안의 모든 일과 자신의 몸과 마음을 동시에 챙기는 것은 쉽지 않다. 이러한 주부가 잠시라도 시간을 내어서 명상을 한다는 것은 그 삶에서 아주 중요한 부분을 차지할 것이다. 곧 자기개발의 가장 중요한 일을 실천하고 있는 것이다.

이런 주부가 집에서 자기의 시간을 최대한 효과적으로 내어서 호흡명상을 실천한다면 많은 도움이 될 수가 있다. 아침부터 잠자리에 들 때까지 자기 시간이 거의 없기 때문에 일단 활동을 하면서 호흡명상을 하는 것이 더 쉬울 것이다.

첫 단계는 일단 음식을 만들거나 움직이면서 호흡을 들이쉬고 내쉬는 것을 실천한다. 즉 호흡이 들어오고 나가는 것을 지켜본다는 것이다. 이 방법은 대부분은 재미가 없어서 관두기 때문에, 다시 호흡의 소리인 들이쉬고 내쉬면서 들이쉴 때 '소'를 행하고, 내쉴 때는 내쉬는 호흡 소리인 '함'을 실천한다.

이렇게 호흡을 하면서 호흡 소리를 생각하다 보면 생각이 많이 줄어들고 마음이 보다 안정이 되고 외부적인 스트레스로부터 자유로워질 수가 있다.

주부는 언제나 모든 사람을 챙기고 식사 준비와 빨래, 기타 집안의 모든 일들을 하고 아기까지 봐야 하는 상황에서 엄청나게 많은 일이 반복되어 부담감이나 지겨움 같은 것이 누적될 수가 있다. 때문에 자기 시간을 내어서 따로 운동이나 요가나 명상을 할 시간이 나지 않는 것이다. 그래서 이렇게 활동을 하면서 하는 호흡명상을 하고 틈나는 데로 앉아서나 서서 명상을 하며 몇 가지의 요가자세를 취하는 것이 좋다.

4. 임산부를 위한 호흡명상

여자가 임신을 하고 출산을 하는 모든 과정 자체가 자신을 케어(Care)하는 중요한 과정이다. 이 과정에 대한 많은 정성과 여러 방법들이 예부터 전해 내려오며, 아이와 엄마의 밀접한 몸과 마음의 관계는 서로가 하나로 연결되어 있다는 것을 알게 한다.

그래서 임신의 과정은 마치 명상을 하는 과정과 비슷하다고 한다. 왜냐하면 자신의 몸과 마음을 항상 지켜보고 자신의 아이에 대한 밀접한 연결성이 몸과 마음을 하나로 관찰하게 하기 때문이다. 임산부가 할 수 있는 중요한 역할은 바로 자신의 몸을 잘 통제하고 마음에 안정을 주는 것이다.

그래서 임산부에게는 언제나 수시로 호흡명상을 실천하라고 한다. 왜냐하면 그 자신이 바로 태아와 연결되어 영향을 주기 때문에 자신을 관리하고 케어하는데 모든 신경을 써야 하기 때문이다. 태아에게 정신적으로도 영향을 줄 수 있는 호흡명상의 방법은 정말 본인과 태아 양쪽에게 좋다. 임산부는 걸어 다니거나 앉아있거나 누워 있으면서도 계속해서 호흡명상을 해 주는 것이 좋다.

일단 편안히 앉거나 누워서 숨을 들이쉬고 내쉬면서 호흡을 천천히 계속한다. 그렇게 숨을 들이쉬고 내쉬면서 호흡명상을 하게 된다. 호흡명상은 앞에서와 마찬가지로 호흡을 들이쉬면서 호흡 소리인 '소'를 생각하고, 내쉬면서 내쉬는 호흡 소리인 '함'을 생각한다. 그런 다음 편안한 상태에서 가장 좋은 생각인 '행복'이라는 단어를 아주 자연스럽게 생각한다.

5. 환자를 위한 호흡명상

사람이 생활을 하다가 병이 걸리게 되면 자신의 모든 활동에 영향을 주게 되고 비상등이 켜지게 된다. 우리는 언제나 병에 걸릴 수 있는 모든 상황에 직면에 있지만 그것을 잊어버리고 산다. 그러다가 약한 병이든 중병이든 걸리게 되면 스스로 자신을 돌아보는 상황이 된다. 암에 걸린 사람이 자신이 살아온 삶의 패턴을 반성하며 더욱 몸과 마음을 챙기며 사는 모습은 마치 수행자의 모습과도 흡사하다.

이때 우리는 몸과 마음이 분리되지 않았다는 것을 느끼고, 마음이 편해야만 몸도 편해지고 몸이 편해야만 마음이 편해진다는 것을 자각하게 된다. 우리 몸을 망가뜨렸던 생활습관과 스트레스로 인해 몸과 마음의 균형이 깨져 여러 질병들이 생겨났다고도 느끼는 것이다.

질병에 걸린 환자에게 가장 중요한 것이 몸의 휴식과 마음의 안정이다. 이것이 바탕이 되어야 식사조절이나 다른 치료들도 할 수가 있는 것이다. 우선 호흡명상을 통하여 자신의 마음을 안정시키는 것이 가장 중요한 과제이다. 그 다음에 다른 여러 방법을 쓰는 것이다.

첫 번째 방법은 편안하게 눕거나 앉아서 호흡을 자연스럽게 들이쉬고 내쉬며 그것을 따라가는 것이다. 호흡을 들이쉬고 내쉬게 되면 자연스럽게 몸은 이완되고 마음은 편안해진다. 그냥 자연스럽게 호흡을 들이쉬고 내쉬면서 호흡을 생각하는 것이다.

두 번째는 호흡 소리를 생각하는 것이다. 호흡을 들이쉬고 내쉬면서 들이쉴 때 들이쉬는 호흡 소리인 '소'를 생각하고, 내쉬면서 내쉬는 호흡 소리인 '함'을 생각한다. 이것은 언제든지 계속해서 실천할 수가 있다.

세 번째는 호흡명상을 한 후에 자신의 마음에 '행복'이란 단어를 그린다. 호흡명상을 한 후에 자연스럽게 자신의 마음에 행복한 느낌을 주는 것이다. 명상을 한 다음 마음이 편안한 상태에서 몸과 마음이 건강한 행복한 상태라는 것을 아주 자연스럽고 편안하게 느끼고 생각하는 것이다.

　이렇게 호흡명상 후의 안정된 상태에서 자신의 행복한 상태를 느끼고 생각하는 것은 좋은 에너지를 창출하여 몸의 건강에 도움을 줄 수가 있다.

6. 요가 아사나 수련생을 위한 호흡명상

요가란 마음 상태의 작용을 통제하는 것이다

요가를 처음 접하는 사람들은 그동안 쓰지 않던 몸을 움직이며 불편함과 어려움을 느낀다. 하지만 끝나고 나면 깊은 수면을 주는 듯한 니드라(Nidra)의 달콤함을 잊을 수 없을 것이다. 요가를 하면 시간이 흐를수록 몸이 건강해지고 유연해진다. 그래서일까 마음의 여유도 생긴다. 하지만 이것도 시간이 지나면 어떤 아쉬움이 생겨 여기저기 또 다른 전문 요가 과정을 찾아 나서게 된다. 그러다 보면 우리나라에 정말 다양한 요가가 많다는 것을 알게 될 것이다.

아헹가 요가, 아쉬탕가 요가 그리고 현대적 피트니스의 장점을 살린 다양한 요가 단체 등을 접하면서 우리는 점차 전문적이고 자신에게 맞는 과정을 찾게 된다. 이 중에서 우리가 주로 접하는 몸을 사용하는 요가는 하타 요가이다. 하타 요가는 육체적 건강을 선사하고 더불어 마음에 안정을 가져다주는 좋은 요가 방법이다.

요가의 오래된 경전인 요가 수트라에는 '요가란 마음 상태의 작용을 통제하는 것이다.'라는 구절이 있다. 여기에 부합하는 요가가 마음을 직접적으로 수련하는 전문 과정인 라자 요가이다.

하지만 현실적으로 국내에 있는 수많은 요가센터는 하타 요가 방식으로 운영되고 있다. 간혹 명상수련을 지도하는 곳도 있지만 대부분은 소비자들에게 쉽게 다가설 수 있는 피트니스적인 시스템을 지닌 요가원들이 대부분이다.

때문에 요가의 다양한 아사나(운동)에서 만족을 하지 못하는 경우에는 결국 명상을 찾는 경우가 빈번하게 생긴다. 한국에서 명상을 접할 수 있는 방법으로는 남방 불교의 위빠사나와 사찰에서 하는 참선이 대표적이다. 하지만 요가센터에서 아사나를 한 후 명상을 하는 곳은 극히 드문 편이다.

대학원에서 요가치료학을 공부한 필자의 지인은 한국의 요가센터에는 이완법(Yoga Nidra)은 있지만 명상이 없는 것이 대부분이라 아쉽다 하였다. 이런 생각은 필자도 마찬가지였다. 그래서 오래전부터 명상을 요가에 접목하는 방법을 여기저기 찾아다니며 접하게 되었다.

어떤 요가운동을 하든 마지막에 이완을 하게 하는 이유가 있다. 그것은 움직임 속에서 집중을 하고, 몸에 대한 인지에서 이완을 통해 몸과 마음에 안정을 갖게 하기 위함이다. 여기에 요가 아쉬탕가라 하여 8가지의 자신의 안정을 위한 방법론을 말하는 부분이 있다.

- 야마(Yama) - 윤리적으로 하지 말아야 하는 것
- 니야마(Niyama) - 자신을 위해 할 것
- 아사나(Asana) - 동작, 자세
- 프라나야마(Pranayama) - 호흡법
- 프라티야하라(Pratyahara) - 감각에 대해 지켜보기
- 다라나(Dharana) - 집중
- 디야나(Dhyana) - 집중이 이어지는 명상
- 사마디(Samadhi) - 초의식

하지만 아쉬탕가 요가의 정확한 의미를 잘 살려서 마지막에 명상을 하는 곳은 아쉽게도 드물다. 그것은 시대적으로 시간의 흐름에 따른 유행이기도 하지만 문화의 피라미드처럼 단계적 접하는 문화가 포화상태가 되어 다음 단계를 원하는 시기가 되어야 그 단계를 이어가려는 의욕이나 욕구가 일어나기 때문이다.

그러나 최근에는 국내의 요가 문화에서도 명상에 대해 구체적으로 받아들이려는 조짐이 일어나고 있다. 어떤 요가센터에서는 위빠사나를 프로그램의 일부화하여 운영하는 곳도 있으며, 혹은 외부 명상 아카데미와 접합하여 교류식으로 운영되는 곳이 있다.

요가를 하면서 명상에 갈증이 난다면 우선 아사나를 하고 난 후 니드라 이완법을 하면서 호흡을 편안하게 관찰하자. 들이쉬고 내쉬면서 들이쉴 때 들이쉬는 호흡 소리인 '소'를 생각하고, 내쉬면서 내쉬는 호흡 소리인 '함'을 생각하는 것이다. 이것은 언제든지 계속해서 실천할 수가 있다.

이 방법을 자연스럽게 반복해서 실천하다보면 명상을 자연스럽게 접하게 하는 좋은 계기가 될 것이다.

호흡명상의 방법

지고의 의식의 존재함에 대해 끊임없이 명상하라.
이것은 호흡명상이니, 그 호흡 소리는 실로 소리의 본질이다.

비그야나 바이바라 탄트라(Vigyana Bhairava Tantra) 145절

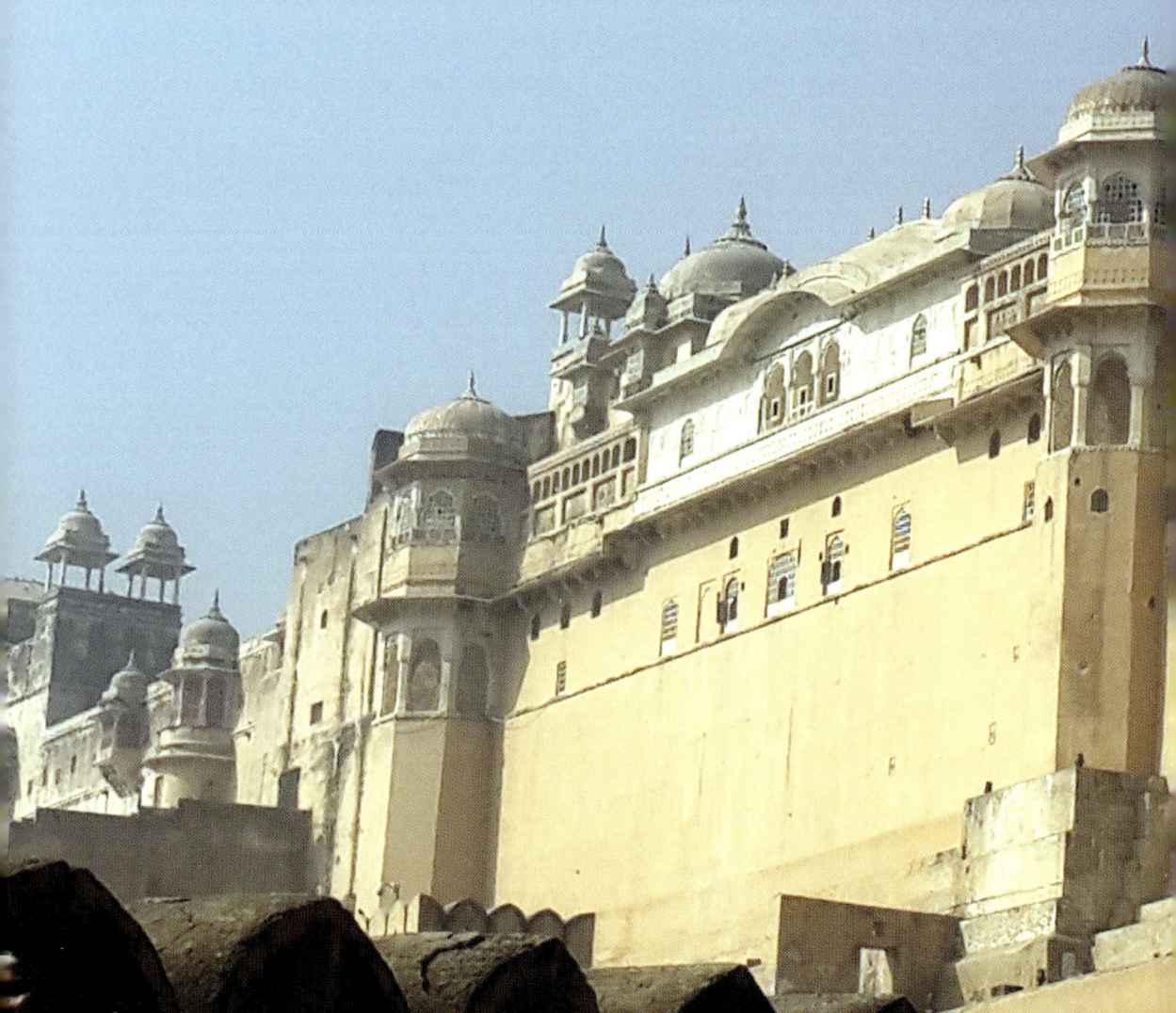

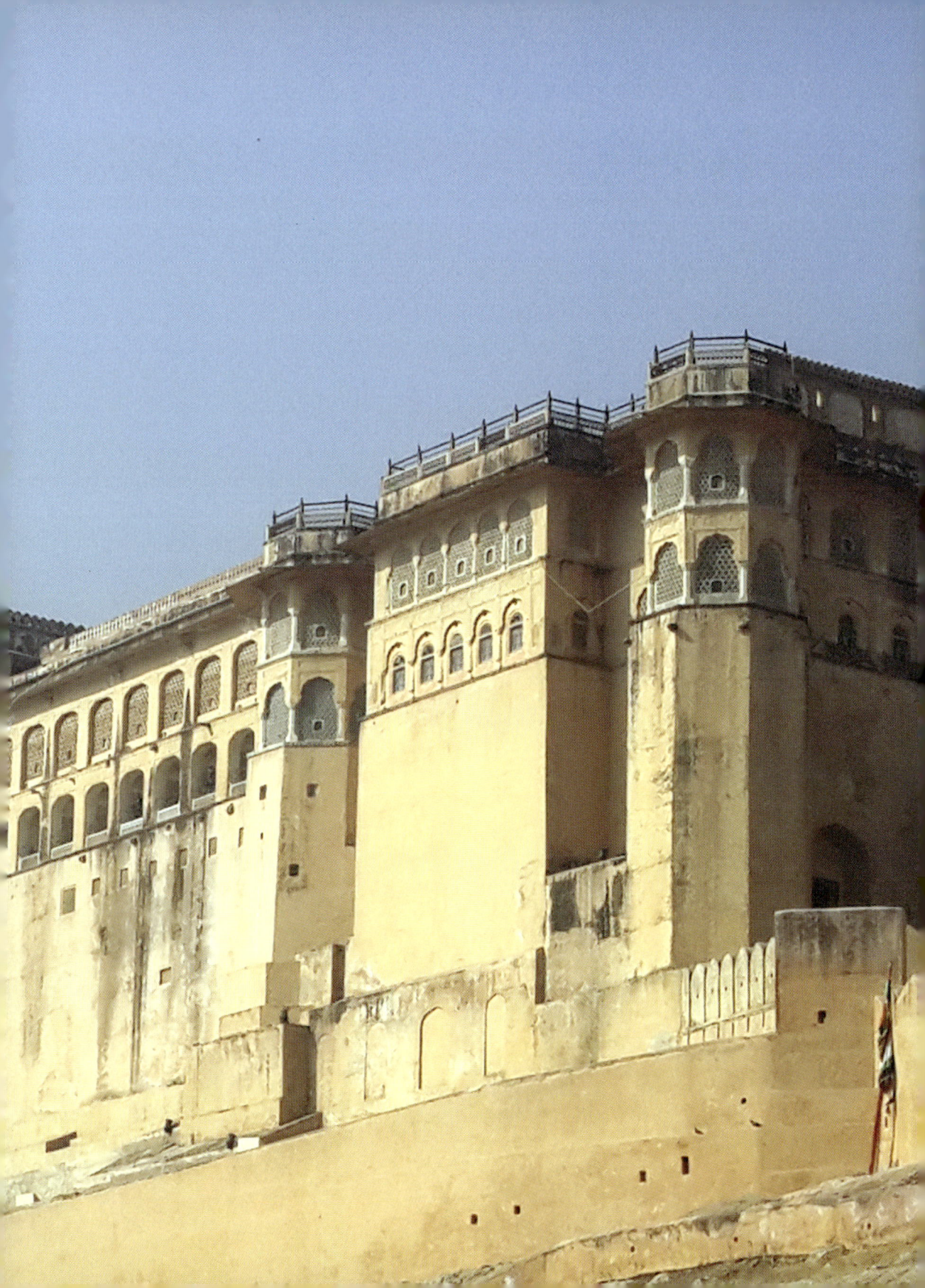

호흡명상의 방법

　이 책에 소개하는 호흡명상의 수행 방법은 가장 오래된 명상의 방법이지만 단순하면서도 직접적으로 인간의 의식을 높여주는 방법이다. 호흡명상은 부작용이 없고, 누구나 다 쉽게 실천할 수 있으며, 효과는 아주 긍정적이다. 호흡명상은 인간이 숨을 쉬고 사고하고 활동하면서부터 실천하여 왔던 존재론적인 명상 방법이라 할 수 있다.

　수많은 명상의 방법들이 각각의 효과는 있을 수가 있지만 일단은 시작하기가 어렵고 꾸준하게 실천하기도 어려우며 명상의 효과에 비례해서 부작용이 있을 수가 있다. 또한 자신의 생활 리듬을 깨고 새로운 생활 패턴의 리듬을 살아야 하며, 신념을 강요하거나, 채식을 해야 하거나, 신비체험을 중시하거나, 믿음이나 종교를 강요하기도 한다.

　명상이 참으로 좋은 데도 불구하고 이러한 거리감 때문에 일반 사람들은 접근하기가 어렵다. 호흡명상은 이러한 것을 일체 강요하지 않고 숨을 쉬는 것을 의식하면서 명상을 하는데 어떤 면에서는 숨을 쉬는 것을 의식하지 않아도 상관이 없다.

호흡명상에는 다양한 방법론이 존재하는데 여기에 소개하는 호흡명상은 그냥 쉽게 호흡을 하고, 그 호흡 소리를 생각하고, 더 나아가 호흡과 함께 존재를 생각하는 것이다.

호흡은 우리가 일상적으로 하는 것이며 누구나 호흡을 신경 쓰고 살거나 행동하지는 않는다. 이 호흡의 들이쉬고 내쉬는 과정을 힘들이지 않고 자연스럽게 지켜볼 수가 있다면 육체적 관계와 정신적 흐름의 여러 습관들을 전환시키고 바꿀 수가 있게 된다. 호흡을 천천히 들이쉬고 내쉬면서 호흡 소리를 생각한다든지 아니면 호흡의 숫자를 센다든지 하는 것은 호흡을 통제하는데 도움이 된다.

이때 호흡의 변화가 자연스럽게 일어나며 몸과 마음에 휴식과 안정을 주도록 한다는 것은 무엇보다도 중요하다. 이러한 호흡명상을 지겹거나 재미없어 하거나 힘들어하여 중단한다면 결국 생활 명상이 될 수가 없다. 일상에서 명상을 하는데 있어서는 그 명상이 부작용이 없어야 하며 꾸준하게 할 수 있는 매력을 주어야만 한다. 명상을 생활화한다는 것은 아주 중요한데 바로 이것이 자신의 삶의 흐름을 전환시키며 새로운 삶의 방향을 부여하는 것이기 때문이다.

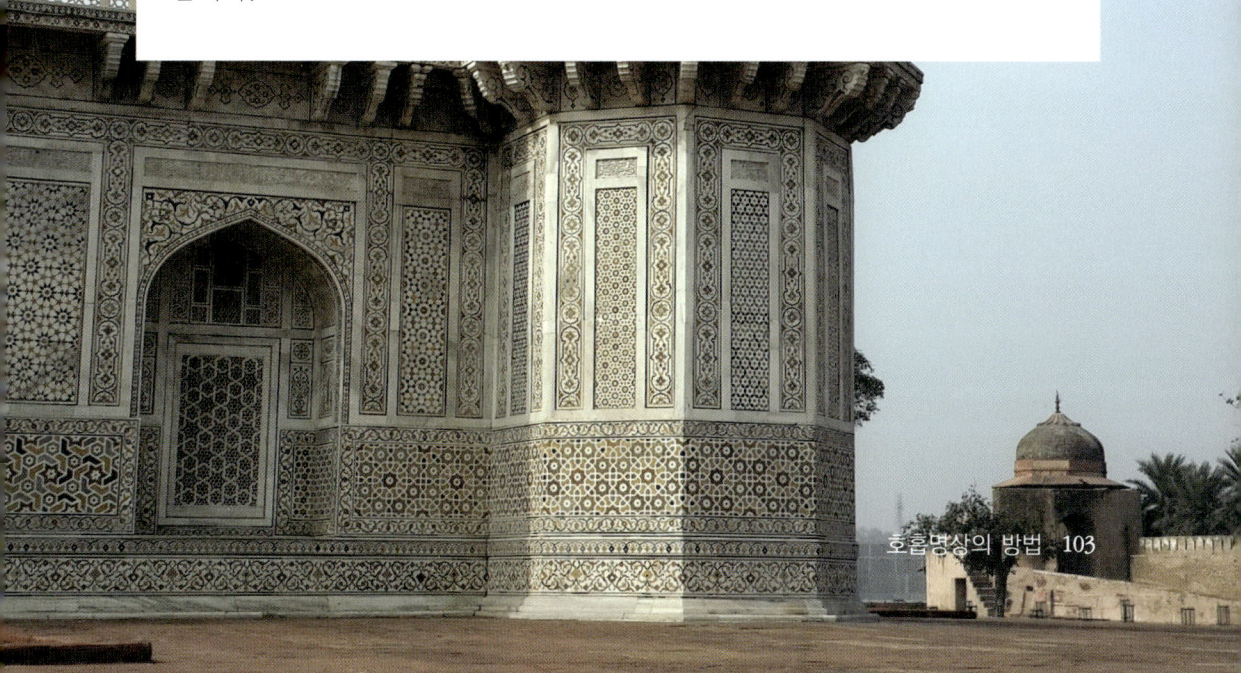

제1장 호흡명상의 준비

우리는 원래 잊고 있었던 진정한 참 나와의 행복을 발견하기 위해 많은 명상의 방법들을 가질 수 있다. 하지만 그러한 명상법들은 세계의 다양한 지역과 문화, 종교에 의해서 그들 나름대로의 방식을 지닌 채로 대두된다.

호흡명상(자연스런 반복 호흡명상) - 아자파자파 드야나(Ajapajapa Dyana)

우리의 호흡명상은 모든 명상 방법의 기초가 되는 방법이며 모든 명상 방법은 이 호흡명상을 다양하게 응용하여 가르치고 있다. 우리가 가르치는 이 호흡명상은 오래된 전통을 가지고 있는 명상 방법이며, 어떠한 사람이든지 자연스럽고 쉽게 실천할 수 있는 방법이다.

호흡명상은 호흡과 마음, 둘 다를 안정시켜 주는 것이며 언제 어디서나 실천할 수 있으며 부작용도 많지 않아 쉽게 행할 수 있는 방법이다.

호흡명상은 호흡과 호흡 소리를 힘들이지 않고 자연스럽게 생각하게 하여 마음을 고요하게 만들어 주는 수단이며 방법이다. 호흡은 들이쉬고 내쉬면서 하는데, 하루에 평균적으로 21,600번 정도를 행한다.

이렇게 호흡 소리를 생각하면서 하는 명상을 인도의 명상용어로는 '아자파자파(Ajapajapa)'라고 하는데, 아자파(Ajapa)는 '인위적으로 반복하지 않는 것'이라는 뜻이며, 자파(Japa)는 '반복'이라는 뜻이다. 이것을 풀어서 보면 '자연스런 반복'을 의미한다. 곧 자연스럽게 호흡 소리를 반복하고 집중하는 명상이 호흡명상인 것이다.

그것은 마치 어린 아기가 아무 생각도 없이 생존을 위해 숨을 들이쉬고 내쉬는 것과 같이 행하는 것이다. 호흡을 하면서 들이쉴 때는 '소(So)'라는 호흡 소리를 생각하고 내쉴 때는 '함(Ham)'이라는 호흡 소리를 실천한다. 처음에는 자연스럽게 하는 것이 잘 되지 않거나 힘들지도 모르나 일상에서 꾸준하게 하다보면 호흡이 부드러워지고 안정됨을 느끼기 시작할 것이다.

호흡명상을 처음할 때는 생각이 나지 않고 잊어버릴 수가 있다. 그래도 계속해서 들이쉬고 내쉬면서 실천한다. 호흡명상이 익숙해지면 생활하는 가운데서도 실천할 수가 있다.

처음 하는 사람은 호흡에 인위적으로 집중할 수가 있다. 그러나 처음에 실천할 때는 편안하게 해야 하며 혀는 입천장에 붙여서 하라고 권한다. 혀는 말과 관계가 있으며, 말과 생각하는 것은 상관관계가 있기 때문이다. 눈을 감고 호흡을 자연스럽게 들이쉬고 내쉬면서 호흡 소리인 '소'와 '함'을 행한다.

호흡명상은 우리의 생각·감각·정서·이지·에고의 모든 기능을 통제하고, 자아를 확인시키며, 존재의 문으로 들어가게 하는 중요한 과정이다.

정신이 존재하지 않는다면 이러한 중요한 과정을 무시하게 되어 절대 존재를 파악하고 자신의 삶을 일으킬 수 있는 근본적인 요소가 사라지게 된다. 그러므로 우리가 정신을 새롭게 하고, 강렬한 응집력과 맑은 정신, 행복한 마음으로 전환하는 것은 매우 중요하다. 현대 심리학에서도 이것을 중요시 여기고 학문적으로도 다방면에서 다루고 있지만, 실제적인 방법론을 제시하지는 못하고 있다.

이러한 정신으로 향하는 내면의 과정이 바로 명상이며, 그중에서도 자아회귀명상은 내면으로 향하는 중요한 방법이다. 이 호흡명상은 우리의 내면을 밝히고 정화시켜 행동과 사고의 과정이 새롭게 창조되도록 한다.

내면의 실제적인 과정을 말하기 위하여 이제까지 여러 설명을 하였다. 그것은 자신의 상황을 먼저 돌이켜 볼 필요가 있기 때문이다. 그렇다면 우리는 어떻게 정신을 내면으로 되돌릴 수 있을까? 우리는 생각의 과정을 전환시켜 그것을 내면의 고요한 수준으로 이끌고 가야 한다. 그리고 반복되는 확인을 통하여 우리가 가지고 있는 나에 대한 존재성을 전환시켜 나가야 한다.

이제 예로부터 행해 오던 체계적인 명상의 방법을 설명하고자 한다. 이것은 인간 존재를 파악하기 위한 분명한 수행 방법이다.

- 이것은 '나는 절대 존재이다', '나는 존재의 근원이다'라는 것의 확인이니, 그것을 호흡 간에 들이쉬고 내쉬면서 자각한다.
- 들이쉴 때는 들이쉴 때의 자연적인 호흡 소리인 '소(So)'를 생각하고, 내쉴 때는 내쉴 때의 자연적인 호흡 소리인 '함(Ham)'을 행한다.
- 들이쉴 때의 '소(So)-'는 절대 존재의 자각이며, 내쉴 때의 '함(Ham)-'은 나라는 의식이다.
- 아주 자연스럽게 호흡 간에 천천히 들이쉬고 내쉬면서 행한다.
- 어떤 때는 집중이 되기도 하고 어떤 때는 잊어버리고는 하지만 계속 행하여 간다.

사람이 하루 동안 들이쉬고 내쉬는 호흡의 횟수는 21,600회라고 한다. 이렇게 호흡을 하는 동안 계속해서 정신적인 자각과 함께 소리와 호흡을 계속해 나간다.
끊임없는 반복이 자연스럽게 진행되어감에 따라 점차적으로 의식 상태가 깨어 있음을 느끼고 육체와 호흡과 정신이 하나가 되어 점차 자아를 자각하기 시작한다. 모든 내면의 방법들은 이 범주를 벗어나지 않는다.

여기에서 더 나아가 절대 존재를 보고, 듣는 비밀이 있다. 듣는 것은 내면의 소리이다. 바깥의 소리가 아닌 내면의 파동을 듣는 것이다. 이 내면의 소리는 우주적인 소리이며, '고요의 소리'라고도 한다. 다양한 외부적 파동과 내면의 파동을 넘어서 소리의 근원을 자각하기 시작한다. 내면을 보는 것은 형상적인 시각이나 빛이 아닌 내면의 빛을 보는 것이다. 거기에는 한계 없는 빛 이외에는 아무 것도 존재하지 않는다.

그러나 보고 듣는 것은 두 과정의 분리가 아닌 하나의 전체이며, 자아의 다른 과정일 뿐이다. 명상이 깊어짐에 따라 이제까지 우리가 보고 들은 것은 형상화된 개념이나 과정이 아닌, 원래 순수하게 존재하는 근원의 본질임이 드러난다. 에너지와 지성의 근원인 순수 본질과 생각과 느낌과 에고의 깊은 수준인 절대 창조의 근원, 우리는 이 한계 없는 의식을 자각하기 위하여 존재하는 것이다.

이런 호흡명상의 방법은 고대의 여러 경전에 나와 있으며, 많은 스승들의 전통에 따라 다양한 종교나 종파 또는 수행단체에 따라 모두 다른 형식으로 변화되거나 발전되어 왔다. 하지만 호흡명상의 큰 줄기는 거의 비슷하다고 볼 수가 있다.

1. 호흡명상과 좋은 생각 일으키기

호흡명상을 꾸준하게 실천한 후에, 마음에 편안하고 고요한 상태가 정착되기 시작한다면 자연스럽게 마음은 좋은 생각을 창출할 준비가 된다. 흔들리는 마음이 편안해진다면 우리는 마음의 긍정적이고 좋은 생각을 창조해 나갈 수 있다.

요가 수트라 1장 48절에 '지혜의 마음이 확립되면 모든 것이 진리가 된다.'고 하였다. 마음이 고요한 지혜의 마음으로 확립되면 세상의 모든 것이 진리로 인식되고 그것이 적용된다는 것이다. 요즘 사람들은 늘 너무나 많은 정보를 보고 듣기 때문에 이제는 그러한 정보의 물결에 마음이 혼란을 겪는다. 생각 자체의 힘이 약해진 것이다. 그러나 명상을 통해 마음이 고요해지면 지혜는 확립된다. 그리고 마음에 힘이 있으면 사물을 항상 긍정적인 흐름으로 보게 된다.

인도의 수행자 중에 나쁜 말을 하지 않고 언제나 긍정적으로 생각하고 말하는 사람이 있었다. 그는 언제나 부정적인 말은 하지 않았다.

하루는 어떤 이가 그를 시험하려고 길 위에 썩은 고양이 시체를 놓아두었다. 그 고양이의 시체는 썩는 냄새를 풍기고 파리떼와 벌레들이 득실거려 지나가는 사람들마다 누가 여기에 이런 것을 버렸느냐고 욕을 하였다.

그는 항상 긍정적으로 생각하는 이를 자기 집으로 초대하여 대접을 한 후에 바래다주면서 일부러 이 길로 같이 걸어왔다. 초대자가 먼저 말을 꺼냈다. "누가 길 위에 저런 것을 버려 냄새가 진동한담."

그러자 달밤에 비치는 고양이의 이빨을 바라보며 항상 긍정적인 것만을 보는 이는 이렇게 말하였다. "저 고양이의 이빨을 보세요. 마치 다이아몬드처럼 빛나는군요."라고 말이다. 그리고는 말하기를 "우리는 신의 왕국인 여기에서 언제나 긍정적으로 보도록 노력해야 합니다."라고 하였다.

삶은 언제나 부정적인 글이나 다양한 매스미디어(Mass media)로 가득 차 있다. 그것을 보는 자신은 결국 그것에 물들고 병들게 된다. 그러한 생각으로부터 자신을 재창조하기 위해서는 호흡명상을 통하여 고요한 마음을 가져온 다음 좋은 생각을 일으키는 프로그램을 창조시켜야 한다.

2. 네 가지의 좋은 생각

친밀함, 천지만물과의 친밀함

첫 번째 좋은 생각은 친밀한 생각을 하는 것이다. 나의 가장 가까운 사람인 가족이나 친구나 주위 생각나는 사람들을 생각한다. 조금씩 더 생각나는 사람들을 생각한다. 이 생각을 할 때 연결된 많은 사람들이 생각날 것이다. 나중에는 가까웠던 애완동물이나 나무나 풍경, 집 등 모든 것들이 생각날 것이다.

우리는 참으로 많은 것들이 연결되어 있다는 것을 알 수가 있다. 생각하면 기분이 좋지 않은 것도 있고, 생각하면 너무 기분이 좋은 것들이 주마등처럼 지나갈 것이다. 그 끊임없는 생각 속에서 나와 하나가 되는 좋은 생각들이 압축되기 시작할 것이다. 그것은 삼라만상의 모든 것과 내가 하나가 되는 것이다.

이러한 친밀함이 확장되면 평상시에도 자연스럽게 긍정적인 마음이 일어난다. 왜냐하면 가까운 사람과 가까운 사물이나 공기나 바람이나 물도 나와 친밀한 가치를 지니기 때문이다. 얼마나 매력적인 인식인가! 이것은 인위적으로 생기는 것이 아라 마음이 편한 상태에서 점차로 확대해 나가는 자기 삶의 팽창인 것이다.

동정심, 애틋한 마음, 베푸는 마음

두 번째 좋은 생각은 애틋한 마음으로 다른 사람과 다르지 않다는 동정심(同情心)의 마음이다. 그것은 내가 다른 사람과 다르지 않다는 마음이며, 나와 그 주위의 사람들을 생각하고 베푸는 마음을 일으키는 것이다. 이러한 베푸는 마음은 편안하고 안정된 마음의 기본이 된다. 그러한 상태에서 다른 사람과 주위의 사람을 생각하는 마음이 자동적으로 일어난다. 그것이 사람의 본성이다.

이 마음은 주위에 많은 사람들에게 좋은 에너지를 발산시킨다. 이것은 예술가가 창조한 작품이 다른 사람에게 기쁨을 준다거나 힘든 상황의 사람들에게 말 한마디 상담을 해 주는 종교가나 심리상담가처럼 다른 이에게 자동적으로 베풀고 나눠 주는 마음이다.

행복, 행복한 마음

세 번째의 좋은 생각은 호흡명상을 한 상태에서 행복을 느끼는 것이다. 진정한 내면의 행복은 자신의 가장 만족스러운 상태이며 삶의 아름다운 결과물이다. 세상의 힘든 상황에서도 마음이 행복을 느끼는 것이다. 행복의 상태는 자신이 편하고 안정된 상태에서 주위를 생각하고 바라보면서 점차 확대해 나가면서 느낀다.

자신의 행복이 바다의 물결처럼 출렁거리며 주위로 행복을 확대시켜 나가는 원동력이 된다. 사람들은 삶의 목적이 행복이라 하지만, 그 명쾌하고 단순한 말은 진정으로 자신과 하나가 될 때 나타나 가까운 이와 사물에 영향을 주고 더욱 확대되어 모든 생물체에 좋은 영향을 주는 것이다.

평온함, 놓아버림, 잊어버림

네 번째의 좋은 생각은 호흡명상을 한 다음에 평온함을 느끼고 여러 생각들을 놓아버리고 잊어버리는 것이다. 호흡명상은 마음을 고요하게 하고 편안함을 가져다준다. 이렇게 평온한 마음의 상태에서는 자신을 압박하고 있는 힘든 상황들에 대한 생각들을 중화시키고 놓아버리고 잊어버린다.

자신과 주위 사람과 모든 사람들과 거기에 연관된 모든 사물들을 생각한다. 점차로 개인적인 사람들과 일하는 직장이나 사회나 국가나 세계로 그 생각을 확대해 나간다.

다양한 명상 수행 방식들 중에 좋은 생각을 일으키려고 하는 프로그램들이 많다. 그러나 좋은 생각을 일으키는 것은 첫 번째로 마음을 고요한 상태로 가져간 다음 창출하는 것이 중요하다. 마음이 내면의 깊고 고요한 상태에서 좋은 생각을 심상화(心象化)하고 이미지화시키는 것이 바람직한 방법인 것이다. 많은 방법들이 이 생각의 창조성에서 실패하는 이유가 바로 첫 번째로 마음을 고요하고 안정된 상태로 가져가지 못하기 때문이다.

앞서 언급한 요가 수트라의 1장 48절의 내용은 '고요한 마음에서 지혜롭고 좋은 생각은 일어난다.' 라고 표현할 수가 있다. 호흡명상은 마음을 가라앉혀 주고 고요하고 안정된 마음을 가져다준다.
네 가지의 좋은 생각은 삶의 가장 좋은 생각이 응결된 진리의 꽃다발이다. 다만 선행조건으로 마음이 편안하고 안정된 상태를 가져가라는 요구를 할 뿐이다. 그러한 편안하고 고요한 마음 위에서 좋은 마음이 응결되어 생각을 창출하는 것이다. 또 그것이 자신과 다른 사람들을 위하고 사랑하는 마음을 가져다주는 것이다.

제2장 호흡명상과 자세

 호흡명상은 어디서나 어떠한 자세에서도 들이쉬고 내쉬는 호흡 소리인 소함을 생각할 수만 있다면 언제나 실천할 수가 있다. 호흡명상은 바닥에 앉아서나, 의자에 앉아서나, 누워서나, 걸어 다닐 때나 언제든지 할 수가 있다. 과거 필자의 인도 스승은 필자가 외부에 생각에 쏠려 있거나 마음이 흔들릴 때 언제나 호흡명상을 하라고 지적하였다.

 처음에는 편한 자세로 호흡 소리를 생각하는데, 호흡을 들이쉬고 내쉬고 하다가 그 다음에는 호흡 소리를 생각하는 호흡 만트라인 '소'와 '함'을 생각한다.

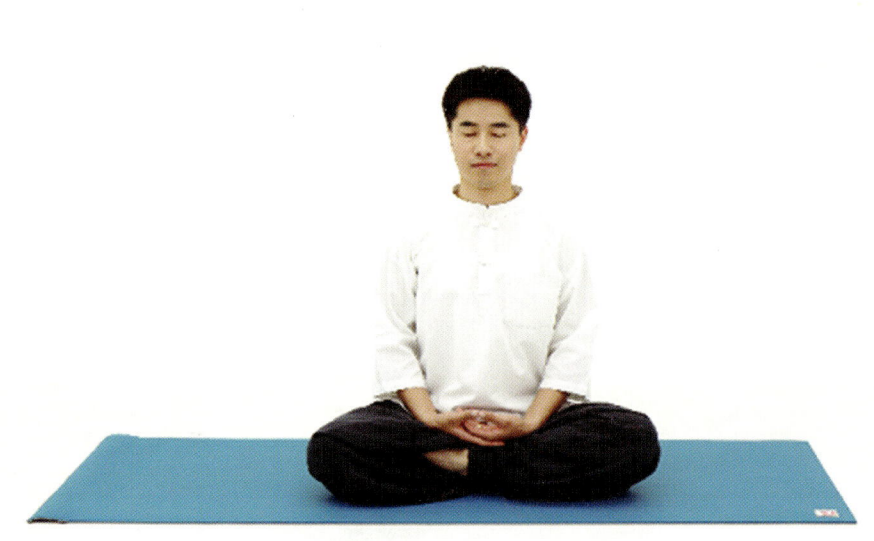

1 앉아서 실천하는 호흡명상

앉아서 하는 호흡명상의 자세에는 여러 가지가 있다. 일단 앉아서 호흡명상을 할 때는 편안하게 앉아서 허리는 세우고, 다리는 가볍게 편한대로 구부려서 앉는다. 이 자세가 일반인들에게는 힘들 수도 있는데, 그 때는 앉아서 뒤를 받치는 자세나 벽에 살짝 기대도 상관이 없다.

그 외에도 여러 가지의 앉는 자세가 있는데 한쪽 다리를 무릎 위에 올리는 자세도 있고, 한쪽 다리 안쪽으로 반대쪽 발을 넣는 방법도 있다. 가장 고난도의 자세는 결가부좌의 자세인데 나중에 다리가 많이 유연해지면 가능할 수도 있다.

우선 처음에는 쉽고 편안하게 앉아 있을 수 있으면 된다. 앉았을 때 발과 다리가 편하면서 머리와 척추와 엉덩이가 자연스럽게 서 있다면 가장 이상적이다. 호흡명상이 진행될 때 자극이 오지 않고 쉽게 앉아 있을 수 있다면 잘 진행된다고 볼 수가 있다. 초보자들에게는 엉덩이에 가벼운 방석이나 받침을 만들어 보조 역할을 하여도 좋다.

명상을 하다가 힘들면 다리를 펴도 좋고 다리를 바꾸어 실천하여도 좋다. 이 자세를 편하게 한다면 가장 쉽게 오래 앉아서 호흡명상을 실천할 수가 있다.

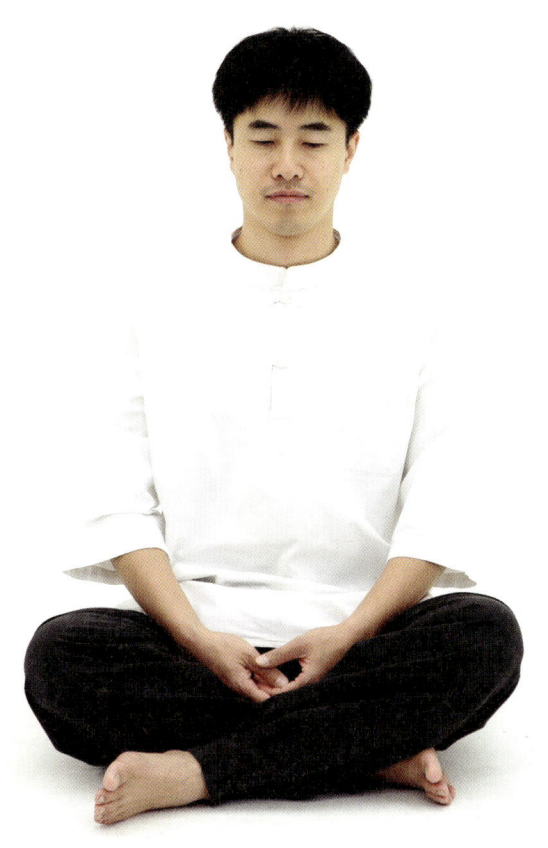

쉽게 앉아서 하는 호흡명상

앉아서 하는 호흡명상에는 여러 자세가 있는데, 우선 **앉아서 허리를 바로 세우고 발은 편안한 자세를 행한다.** 이것이 가장 일반적인 자세이다. 앉는 자세에 부담이 가는 사람은 앉아서 최대한 자세에 구애받지 않을 정도의 자세를 취한다. 그러한 자세에서 호흡명상을 실천한다. 이것은 자세의 부담이 마음이 내면으로 들어가는 것을 막기 위함이다.

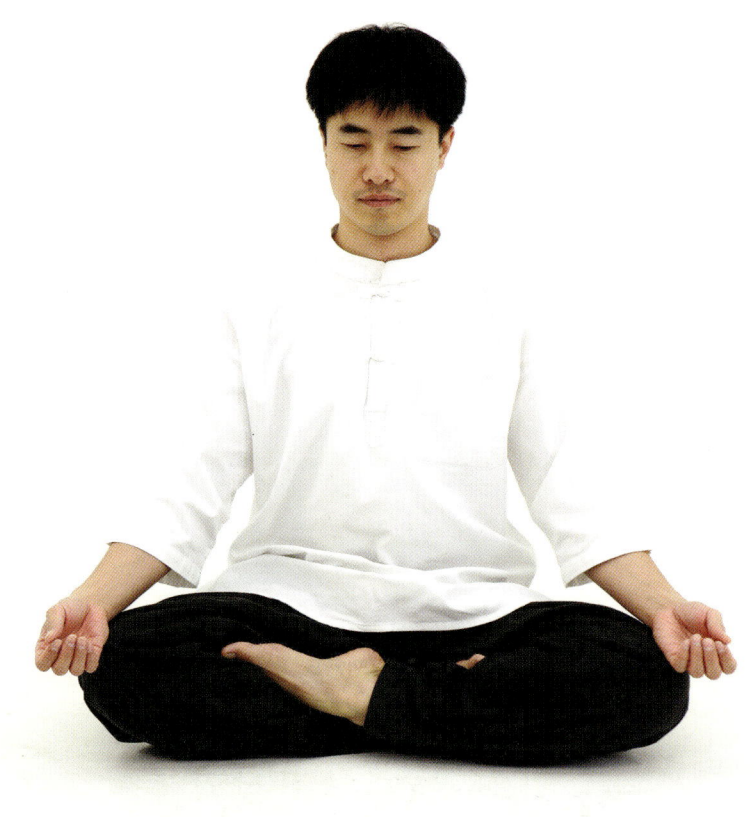

한쪽 발을 올려놓고 앉아서 하는 호흡명상

이 자세는 **앉는 자세가 익숙해진 사람들이 실천할 수 있는 자세**인데, 처음보다 앉는 자세가 편안해진 사람들이 행할 수 있다. 이 상태에서 호흡명상을 실천할 수가 있다.

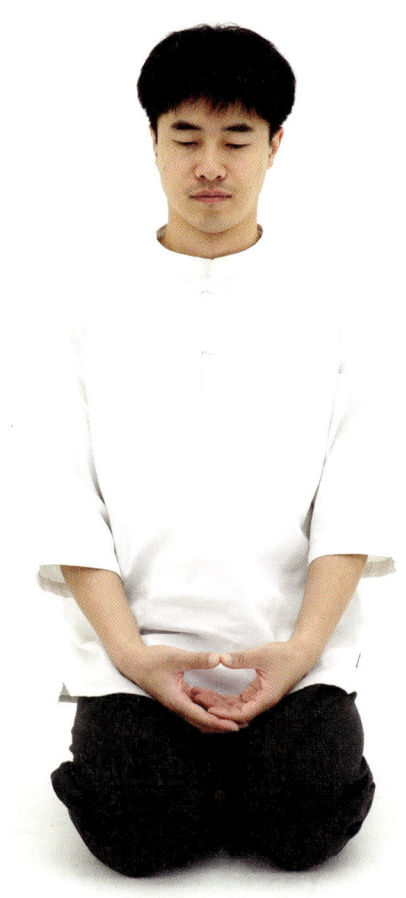

무릎을 꿇고 앉아서 하는 호흡명상

무릎을 꿇고 앉아서 하는 자세인데, 이 자세를 하면 자연스럽게 머리와 허리는 바로 세워지게 된다. 이 자세가 부담이 안 된다면 오래 앉아서 할 수 있다. 다만 무릎을 보호하기 위해 방석을 깔고 하는 것이 좋다. 이 자세로 호흡명상을 실천한다.

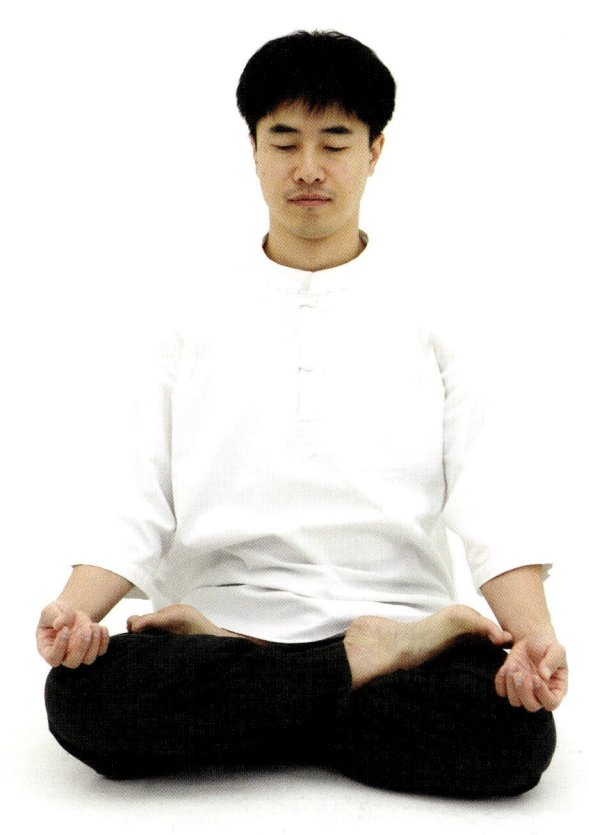

정좌자세나 연꽃자세로 하는 호흡명상

앉아서 허리를 바로 세우고 양쪽 다리를 반대편 다리에 겹치게 하여 가부좌나 연꽃 모양으로 앉는 자세이다. **양쪽 발바닥이 위로 오게 하는 자세**이다. 숙련된 사람이라면 오래 앉아서 할 수 있게 하는 자세이다. 이 자세에서 호흡명상을 실천한다.

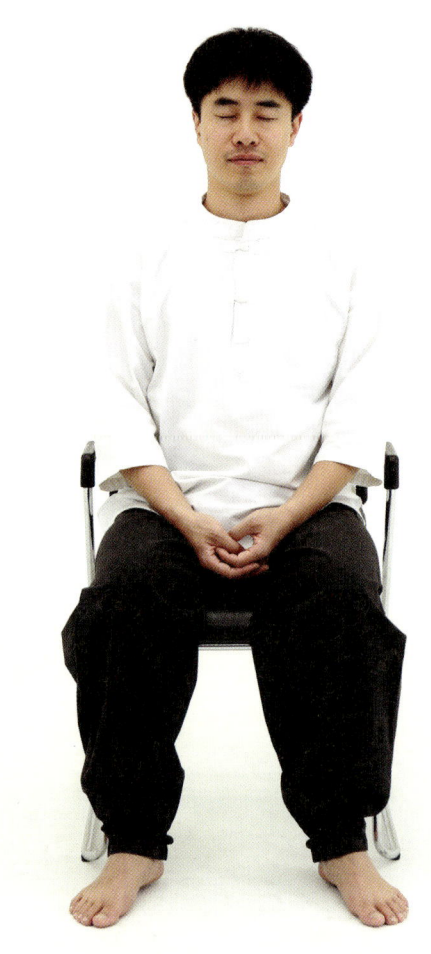

의자에 앉는 방법

의자에 앉는 자세가 있다. 생활을 하면서 우리는 거의 모든 생활을 의자에 앉아서 할 때가 많다. 차를 운전할 때나 공부를 하거나 회사 생활을 하거나 모두 의자를 많이 사용하게 된다. 이러할 때 의자에 앉아서 척추를 바로 세우는 것은 허리에 아주 중요하고도 좋은 작용을 할 것이다.

앉아 있지 앉으면, 걸어 다니거나 서 있는 자세가 있다. 서 있을 때 몸의 하중은 중력에 의해 밑으로 쏠리게 된다. 그래서 서 있을 때에는 척추와 허리를 바로 세울 수 있는데, 척추가 바로 서면 몸의 내장기관이나 뼈와 근육은 가장 조화롭게 몸을 지탱하게 해 주는 역할을 한다. **올바로 서서 시선은 정면으로 두고, 머리는 가볍게 세우고, 어깨 긴장은 풀고, 가슴은 펴고, 다리와 발은 자연스럽게 힘이 들어가게 한다.** 요가와 태극권이나 기공에서 서 있는 자세를 가장 처음의 주요 동작으로 가르치듯이 서 있는 자세는 중요하다.

2 걸어가는 자세로 하는 호흡명상

우리는 생활하면서 많은 부분을 서서 걸어 다닌다. 우리가 걸어갈 때 머리끝에서부터 척추와 골반과 발을 거쳐 발끝까지 모든 신체 기관이 협력하여 움직인다.

목뼈가 자연스럽게 머리를 지탱하여 서 있어야 등과 허리의 골반도 편안하게 서서 움직인다. 머리는 하늘에서 당기듯이 자유롭게 하고, 견갑골과 등뼈 쪽과 허리의 힘은 빼고, 가슴은 최대한 펴고, 골반은 바로 세우고, 다리는 뒤쪽에 힘을 주고 천천히 걸어간다.

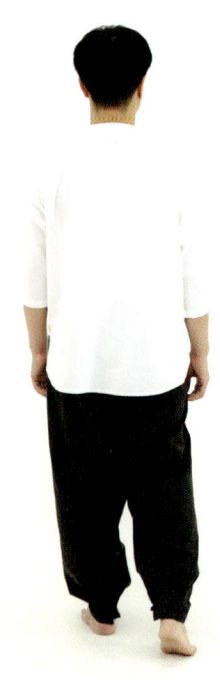

걸으면서 하는 호흡명상 / 뛰면서 하는 호흡명상

걸을 때는 발 뒤끝부터 앞으로 천천히 걸어 나간다. 걸음을 걸을 때 머리와 목과 어깨 부위와 견갑골과 척추와 골반과 넓적다리와 다리와 무릎과 발의 움직임을 천천히 느끼고 자각하면서 걸어간다.

걸어가는 자세에서 머리 부위는 곧추세워 하늘을 향하게 하고 어깨는 펴고 엉덩이 부위는 말아서 걷는다. 태극권이나 참장공의 상태가 이어지는 상태이다. 천천히 그러면서도 흐트러짐이 없는 자세를 유지한다. 이 자세에서도 계속해서 호흡명상인 '소'와 '함'은 이어진다.

우리는 어린 아기 때부터 점차로 성장하면서 진정으로 걷고 움직이고 뛰는 상태의 귀중함을 잊어버렸는지도 모른다. 수행자들은 코끼리가 걷듯이 천천히 그리고 호랑이처럼 민첩하게 걸어가라고 하였다. 이렇게 하면 걷는 속도가 아무리 빨라져도 몸의 모든 상태가 흐트러지지 않고 위엄 있게 걸어갈 수가 있다. 몸과 마음의 상태와 호흡의 상태가 자각되는 호흡명상이 유지되면서 걷고 뛸 수가 있는 것이다. 이것은 빠르게도 느리게도 할 수 있으며, 이 상태에서 우리는 몸과 호흡과 마음의 상태를 자각할 수 있다.

우리는 어떤 자세를 취할 때에도 호흡명상을 진행할 수가 있다. 멈추어 있거나 걸을 때에도, 조깅을 하듯이 뛰는 자세에서도, 함께 뛰는 자세에서도 가능하다. **뛰면서 하는 호흡명상에서 중요한 것은 호흡명상을 관조하면서 척추와 팔다리의 부위에서 형성된 에너지의 형태가 흐트러지지 않고 이어지는 것이다.**

3 누워서 하는 호흡명상

우리는 부지런하게 움직이다가 잠을 자거나 죽음을 맞이할 때 눕게 된다. 움직임을 멈추게 되는 것이다.

이완법을 할 때 우리는 몸의 모든 것을 자연스럽게 자각하며 몸 하나하나를 의식하기 시작한다. 크게는 머리 부위와 몸통 부위와 사지 부위인 세 부분을 천천히 자각하면서, 몸과 호흡과 마음을 느끼며 호흡명상을 시작한다.

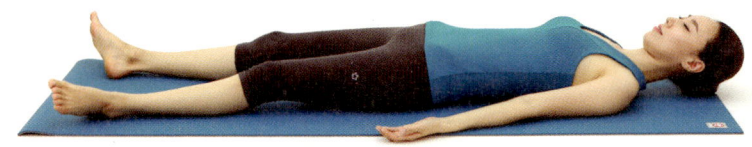

달릴 수 있으면 서 있을 수 있고 또한 앉을 수 있고 더 나아가 편안하게 누워서 호흡명상을 할 수도 있다. 누우면 이 공간, 이 순간에서 홀로 존재한다고 느낀다. 그러면서 호흡을 들이쉬고 내쉬면서 호흡 소리를 자각하고 호흡명상을 실천한다.

몸을 의식하면서 얼굴 부위인 이마 부위를 먼저 이완하고, 눈썹 부위를 이완하고, 눈을 이완한다. 코 부위를 이완하고, 뺨을 이완한다. 입과 턱을 이완하고, 목을 이완한다. 양쪽 어깨 부위를 이완하고, 팔의 상부와 하부를 이완하고, 손목과 손을 이완한다. 가슴 부위와 복부 부위를 이완하고, 골반과 다리 윗부분과 무릎 부위와 다리 하부와 발목과 발가락과 발바닥 부위를 이완한다.

제3장 호흡명상과 운동 : 태양예배

호흡명상을 하기 위한 준비운동으로 몇 가지의 요가 스트레칭이 필요하다. 집에서 가볍게 할 수 있고, 장소의 구애를 크게 받지 않으면서 몸 전체와 척추에 도움을 주고 호흡명상을 하는데도 도움을 주게 된다. 그중에서 가장 좋은 운동으로 요가 아사나 중에 '태양예배'를 추천한다.

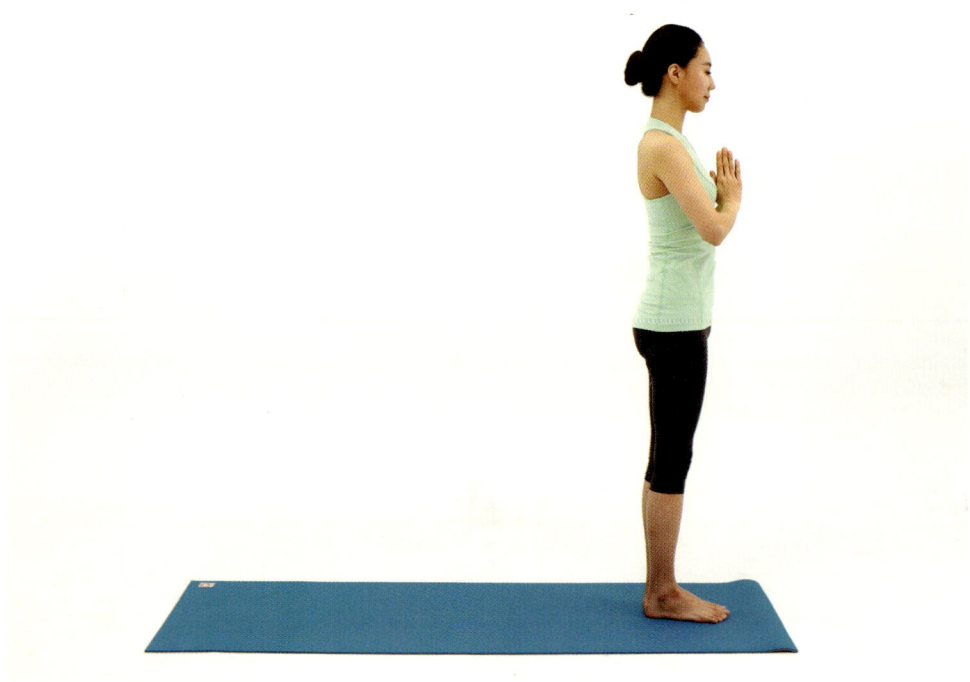

❶ 두 발을 모으고 두 손을 합장한 다음 가슴에 모은다. 호흡은 천천히 내쉰다.

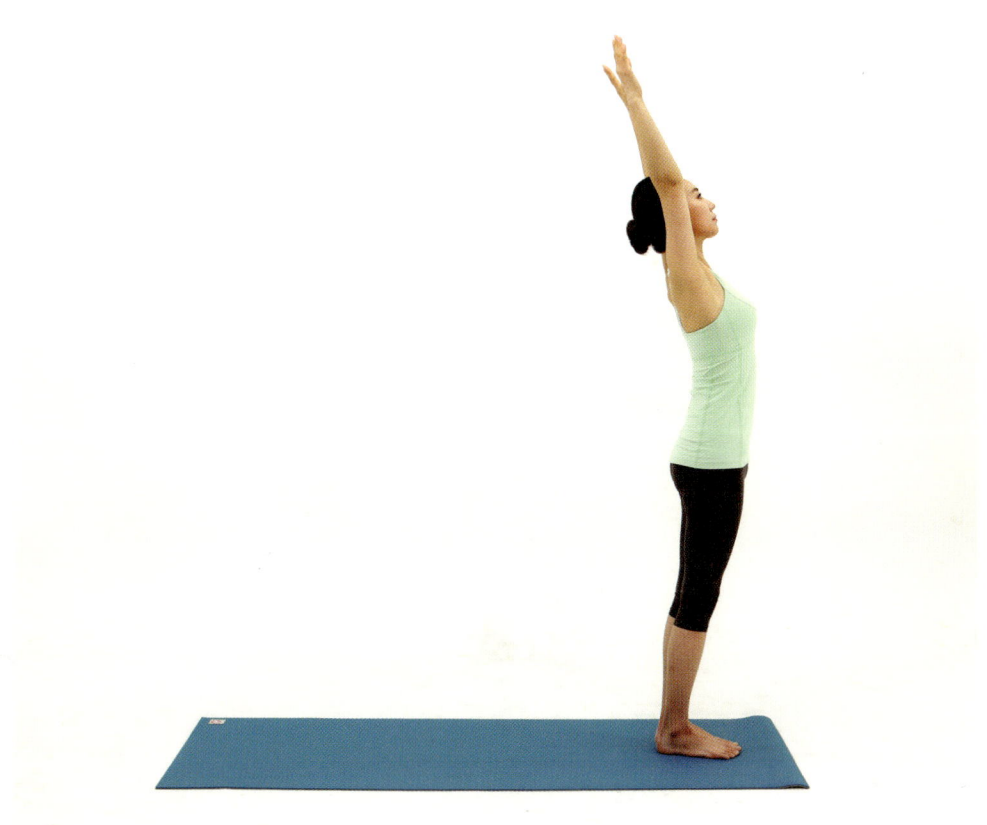

❷ 호흡을 들이쉬면서 두 팔을 뒤로 뻗어 허리를 젖히고 엉덩이를 앞으로 밀고 다리는 펴고 목은 이완시킨다.

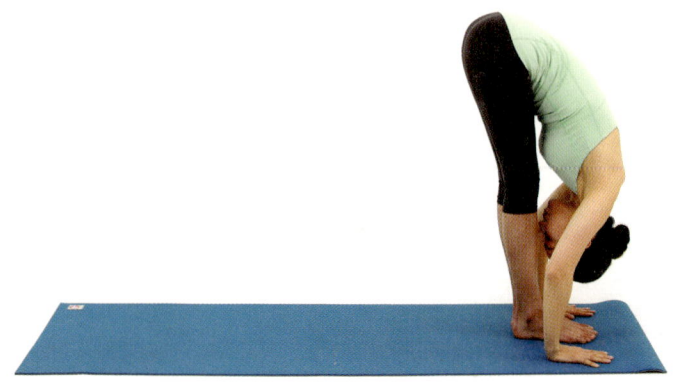

❸ 호흡을 내쉬면서 머리를 앞으로 숙이고 가슴을 무릎에 대면서 손바닥을 바닥에 댄다.

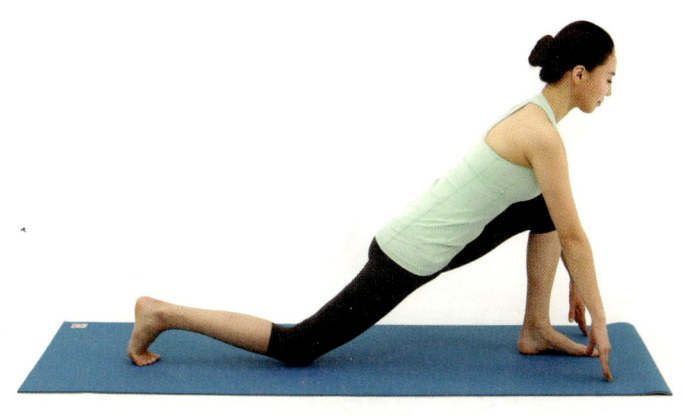

❹ 호흡을 들이쉬면서 왼쪽 무릎은 직각으로 세우고 무릎을 바닥에 대고 발은 굽히고 시선은 정면을 향한다.

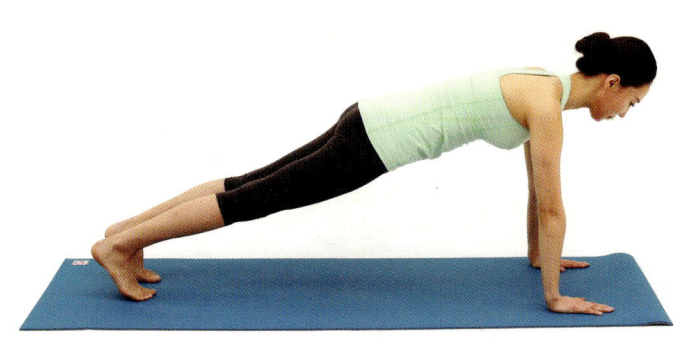

⑤ 호흡을 멈추고 앞으로 굽힌 다음 머리와 어깨 엉덩이가 일직선을 유지한다. 발끝과 손에 체중을 의지하고 시선은 바닥을 본다.

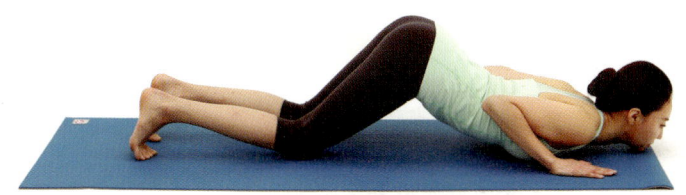

❻ 호흡을 내쉬면서 무릎과 가슴과 턱을 바닥에 댄다. 엉덩이는 뒤로 들어 올리고 발가락은 안쪽으로 향하며 세운다.

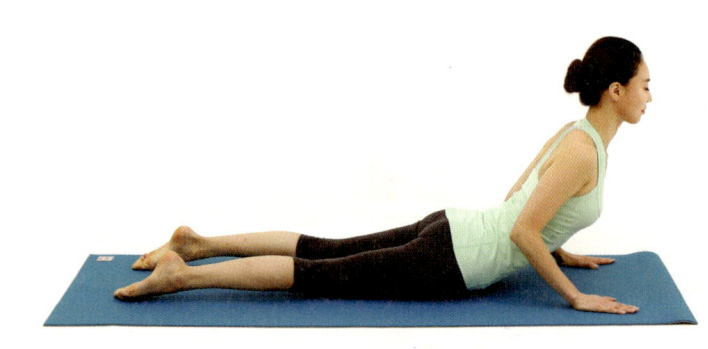

❼ 호흡을 들이쉬면서 엉덩이를 내린다. 두 다리를 붙이고 발가락을 뒤로 하면서 편다. 어깨는 내리고 목은 위를 향한다.

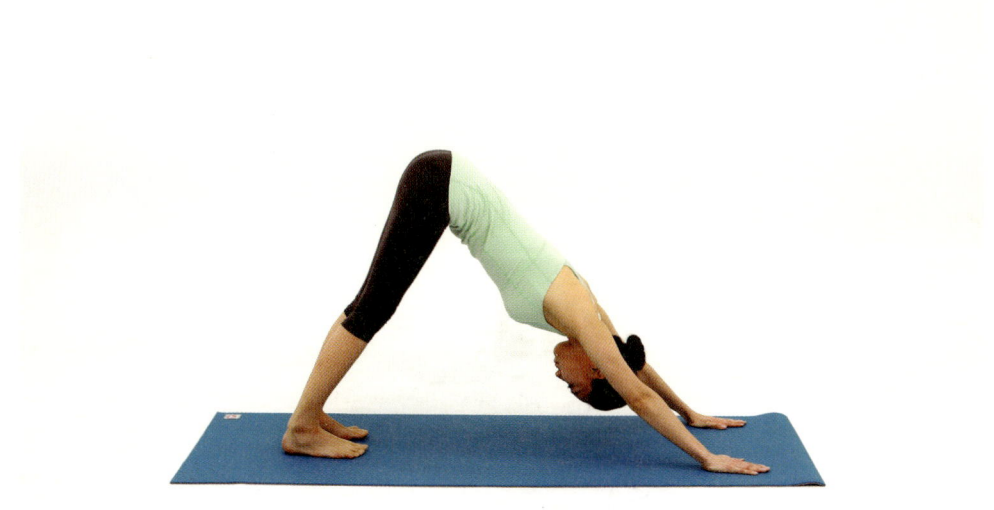

❽ 호흡을 내쉬면서 다시 안쪽으로 두 발을 모으고 역V자 자세를 행한다. 발바닥은 바닥에 대고 어깨는 뒤로 당기고 머리는 앞으로 편다.

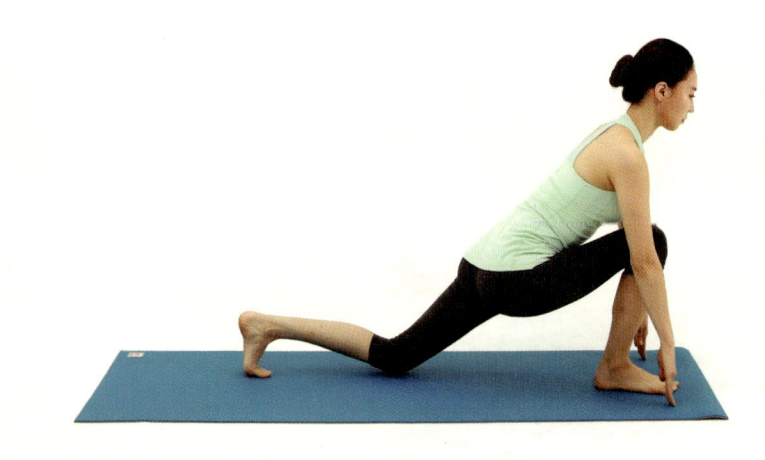

⑨ 호흡을 들이쉬면서 오른쪽 무릎은 직각으로 세우고 무릎을 바닥에 대고 발은 굽히고 시선은 정면을 향한다.

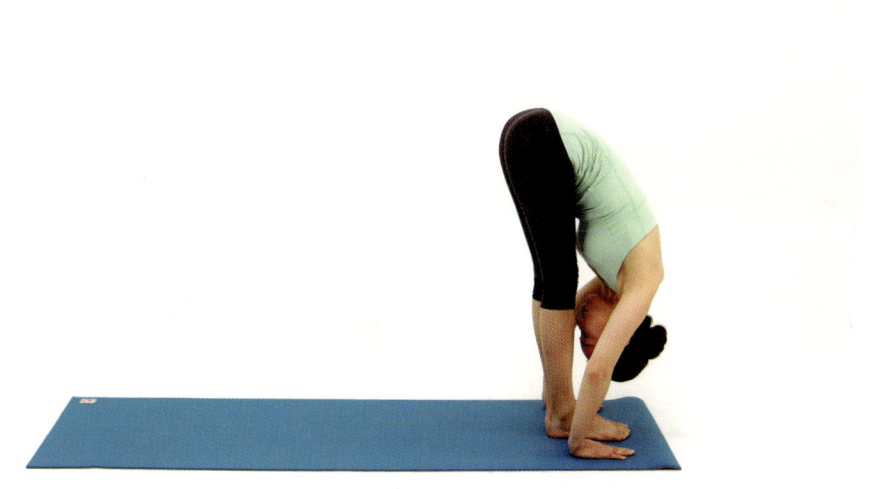

❿ 호흡을 내쉬면서 머리를 앞으로 숙이고 가슴을 무릎에 대면서 손바닥을 바닥에 댄다.

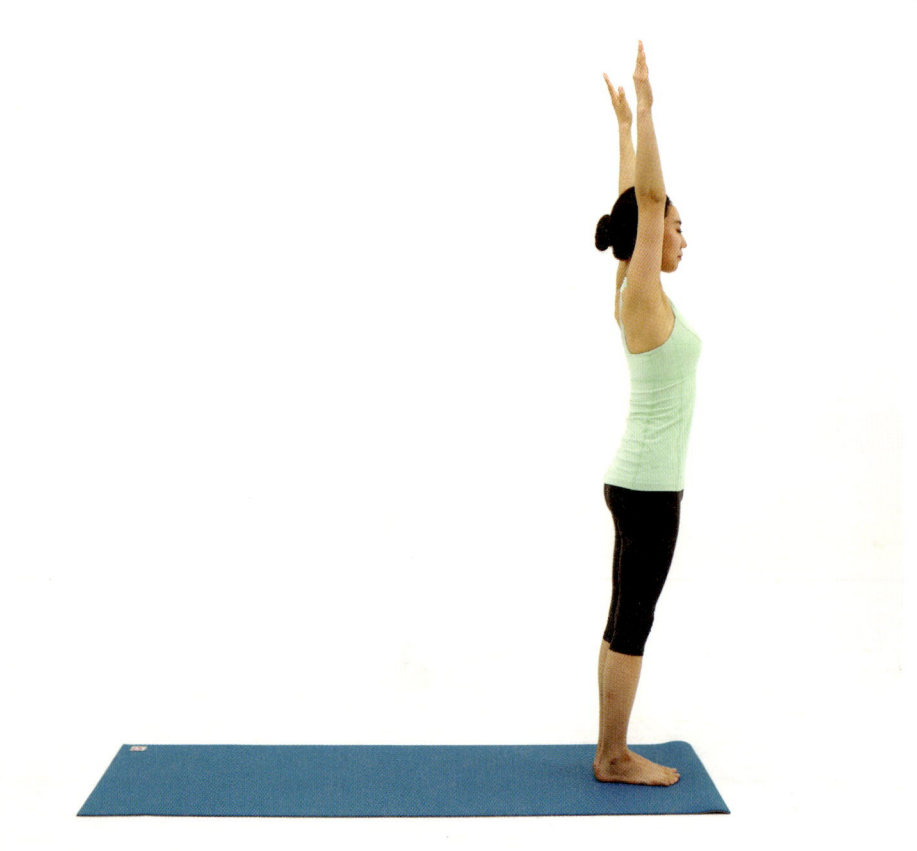

⑪ 호흡을 들이쉬면서 두 팔을 뒤로 뻗어 허리를 젖히고 엉덩이를 앞으로 밀고 다리는 펴고 목은 이완시킨다.

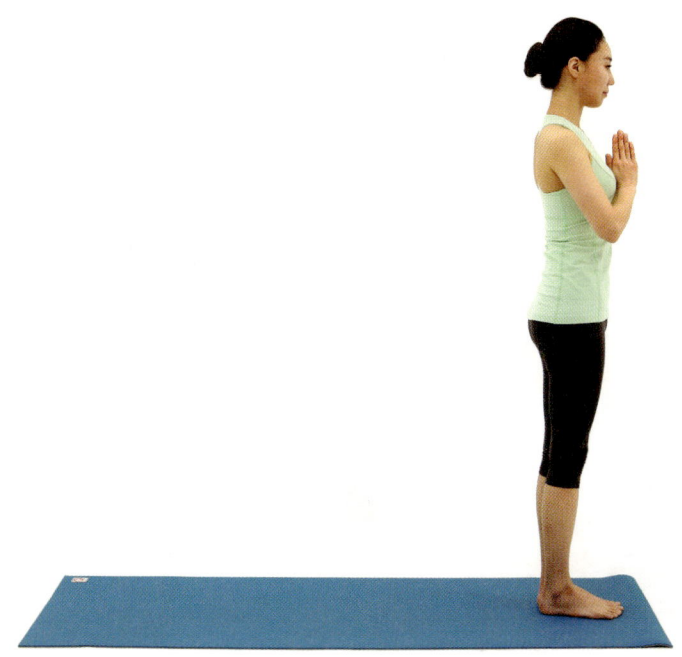

⑫ 두 발을 모으고 두 손을 합장한 다음 가슴에 모은다. 호흡은 천천히 내쉰다.

제4장 호흡명상과 이완법(Realxation)

이완법이란 고대로부터 유래된 것으로 몸과 마음에 모두 에너지와 휴식을 불어 넣어 주는 방법이다. 이 이완법은 고대 수행자들의 수행 방법이지만, 현대에 들어와서는 쉬운 방법으로 변형되어 다양한 방법으로 응용되어 가르쳐지고 있다.

이 이완법은 정신이 몸을 자각하여 몸의 긴장을 풀어주고 몸의 긴장이 해소됨으로 인하여 정신적인 피로나 긴장을 해소시켜 주는 몸과 마음의 상호보완적인 역할을 유도하는 방법이다.

이 이완법을 실천함으로서 몸은 깊은 휴식을 통하여 스트레스를 해소시키고 정신은 보다 맑게 일깨워진다. 이 이완법은 자신의 몸과 마음을 자연스럽게 각성시켜서 몸과 마음이 활동하는 동안에도 휴식이 첨가되도록 하는 장점을 지니고 있다.

이완법에는 다양한 수준이 있다. 기초적인 이완법과 중급의 이완법과 고급의 이완법이 그것이다. 어떤 이완법들은 음악을 이용하거나 최면 효과를 이용하기도 한다. 그러나 여기에 제시하는 방법은 몸의 자각을 일깨워 주어 몸과 마음을 이완시켜 주는 기본 방법이다.

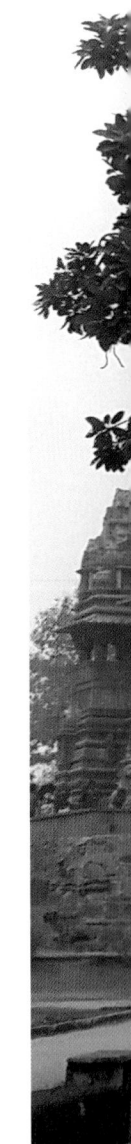

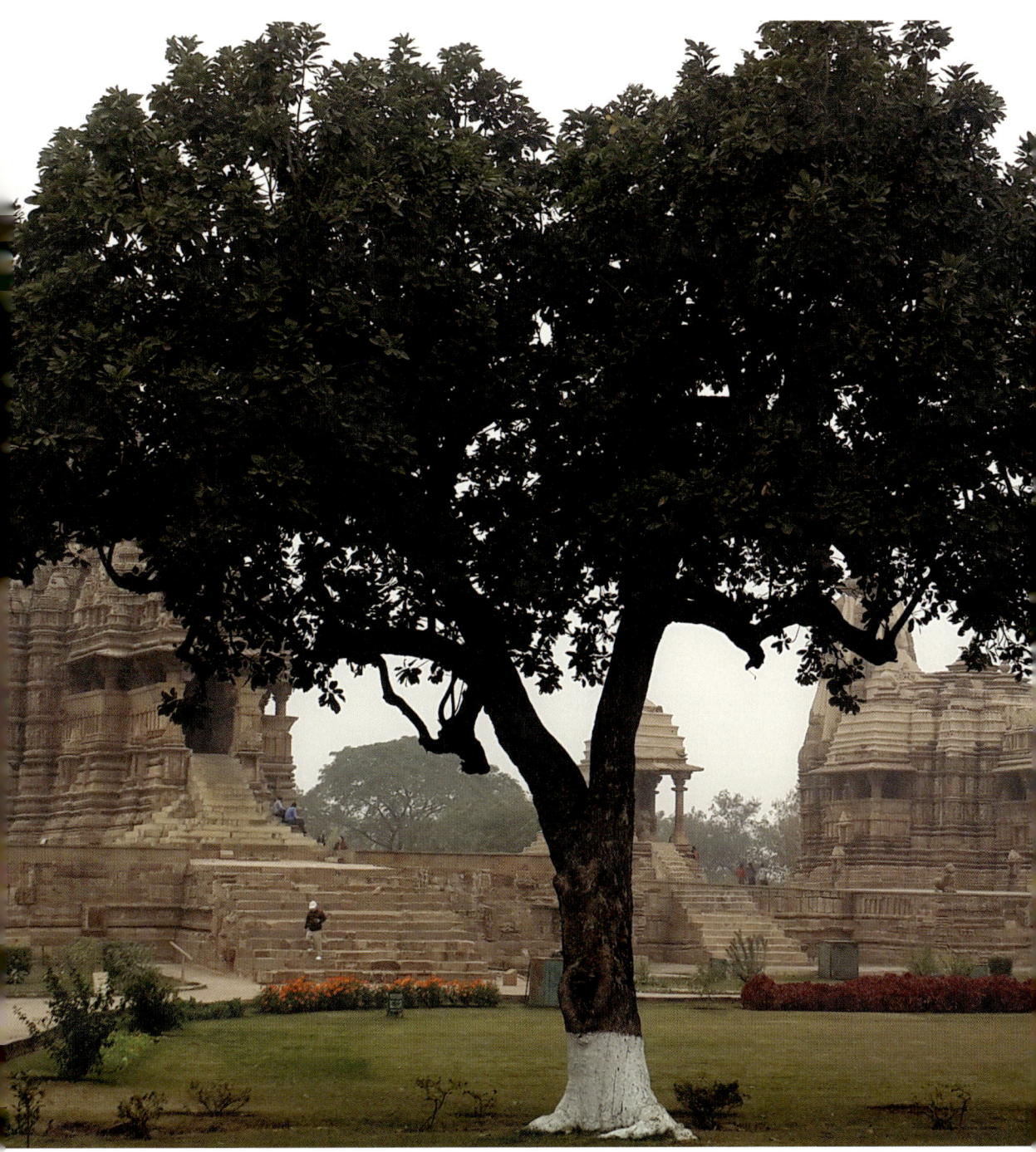

1 쉽게 하는 이완법

가장 편안하게 누워서 눈을 감고 몸의 긴장을 푼 다음 손바닥은 천장을 향하게 한다. 마음은 누워 있는 자신의 몸 전체를 자각한다. 머리 꼭대기부터 발끝까지 하나씩 자각하는 것이다. 이 자리에서 몸과 마음의 현재를 자각한다.

가장 편하게 누운 상태에서

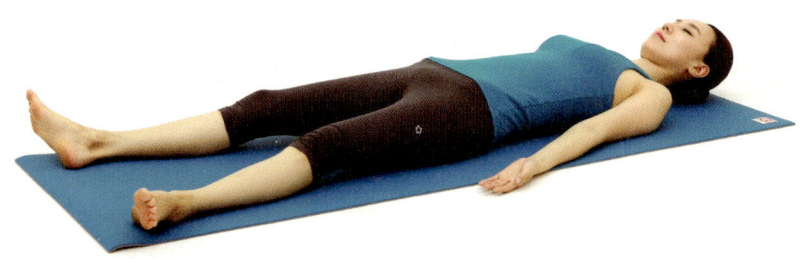

첫째

머리를 천천히 양쪽으로 돌리면서 목에 강한 자극을 느끼는 부위가 있다면 그 부위를 잠시 멈추어 자각하고 다시 천천히 돌리면서 이완한다. 양쪽으로 각각 5회에서 10회를 행한다.

둘째

어깨 부위의 긴장이나 통증이 있다 하더라도 가볍게 어깨를 살짝 들었다가 떨어뜨리면서 이완한다. 마찬가지로 5회 이상을 실천한다.

셋째

팔과 팔꿈치, 손목, 손, 손가락의 전체 부위를 긴장을 풀고 5회 이상 이완한다.

넷째

척추 부위를 이완한다. 머리 부위의 경추 부위와 상체와 가슴 부위를 담당하는 흉추 부위와 허리 부위를 담당하는 요추 부위와 꼬리뼈 부위를 담당하는 미추 부위를 이완한다. 머리부터 꼬리뼈까지 5회 이상을 이완한다.

다섯째

엉덩이를 살짝 들어 올렸다가 가볍게 떨어뜨리면서 엉덩이 부위를 이완한다. 5회 이상을 행한다.

여섯째

넓적다리 부위를 이완한다. 5회 이상 실천한다.

일곱째

장딴지 부위를 이완한다. 5회 이상 실천한다.

여덟째

발목을 이완한다. 5회 이상 실천한다.

아홉째

발과 발가락을 이완한다. 5회 이상 실천한다.

열째

몸 전체를 위에서부터 밑으로 이완한다. 목, 어깨, 허리, 손과 발들을 이완한다. 잠시 동안 누웠다가 일어난다.

2 앉아서 하는 이완법

편안하게 앉아서 몸의 긴장을 풀고, 마음을 모든 다른 곳으로부터 옮겨 와 당신이 앉아 있는 자리를 자각한다. 몸 전체를 이완한다.

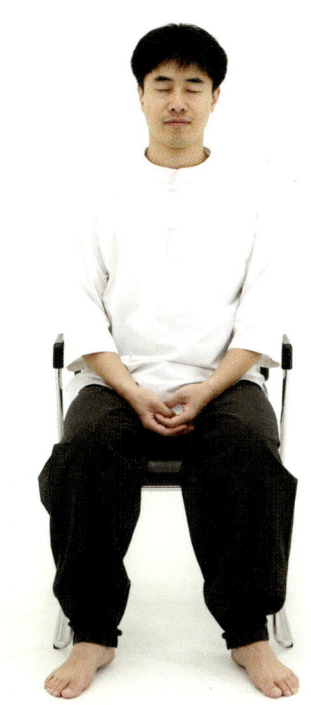

01 이마 부위를 이완한다.
02 목 부위를 이완한다.
03 오른쪽 어깨를 이완한다.
04 오른쪽 팔꿈치를 이완한다.
05 오른쪽 손목을 이완한다.
06 오른쪽 첫째 손가락을 이완한다.
07 오른쪽 둘째 손가락을 이완한다.
08 오른쪽 셋째 손가락을 이완한다.
09 오른쪽 넷째 손가락을 이완한다.
10 오른쪽 다섯째 손가락을 이완한다.
11 오른쪽 손목을 이완한다.
12 오른쪽 팔꿈치를 이완한다.
13 오른쪽 어깨를 이완한다.
14 목 부위를 이완한다.
15 왼쪽 어깨를 이완한다.
16 왼쪽 팔꿈치를 이완한다.
17 왼쪽 손목을 이완한다.
18 왼쪽 첫째 손가락을 이완한다.
19 왼쪽 둘째 손가락을 이완한다.
20 왼쪽 셋째 손가락을 이완한다.

21 왼쪽 넷째 손가락을 이완한다.
22 왼쪽 다섯째 손가락을 이완한다.
23 왼쪽 손목을 이완한다.
24 왼쪽 팔꿈치를 이완한다.
25 왼쪽 어깨를 이완한다.
26 목 부위를 이완한다.
27 가슴 중앙 부위를 이완한다.
28 가슴 오른쪽 부위를 이완한다.
29 가슴 중앙 부위를 이완한다.
30 가슴 왼쪽 부위를 이완한다.
31 가슴 중앙 부위를 이완한다.
32 배꼽 부위를 이완한다.
33 단전 부위를 이완한다.

3 누워서 하는 이완법

편안하게 누워서 몸의 긴장을 풀고 손바닥은 위로하여 천장을 바라보게 한다. 마음을 모든 다른 곳으로부터 옮겨 와 당신이 누워 있는 그 자리를 자각하고 느끼게 한다. 몸이 지배하고 있는 발끝부터 머리끝까지 자각한다. 그 자각이 바로 여기, 바로 지금이다.

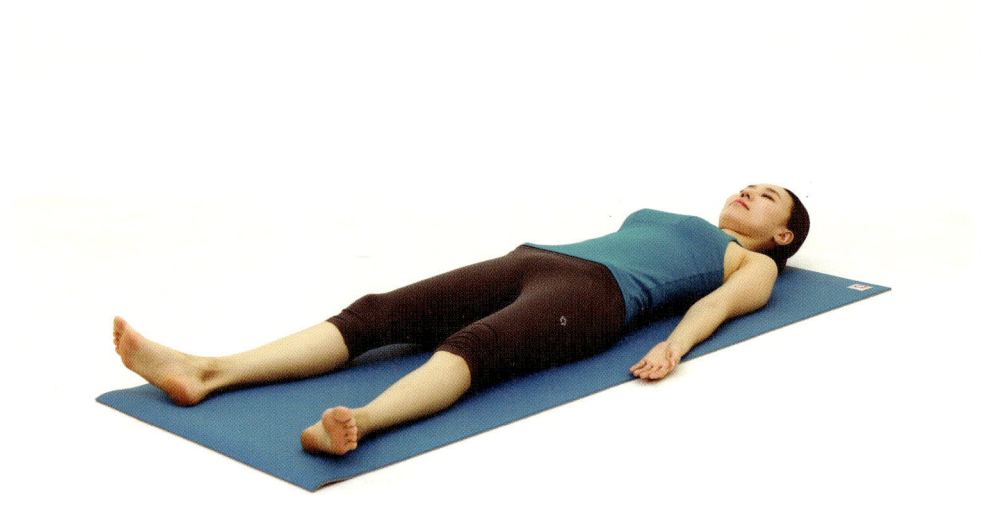

01 이마 부위를 이완한다.
02 목 부위를 이완한다.
03 오른쪽 어깨를 이완한다.
04 오른쪽 팔꿈치를 이완한다.
05 오른쪽 손목을 이완한다.
06 오른쪽 첫째 손가락을 이완한다.
07 오른쪽 둘째 손가락을 이완한다.
08 오른쪽 셋째 손가락을 이완한다.
09 오른쪽 넷째 손가락을 이완한다.
10 오른쪽 다섯째 손가락을 이완한다.
11 오른쪽 손목을 이완한다.
12 오른쪽 팔꿈치를 이완한다.
13 오른쪽 어깨를 이완한다.
14 목 부위를 이완한다.
15 왼쪽 어깨를 이완한다.
16 왼쪽 팔꿈치를 이완한다.
17 왼쪽 손목을 이완한다.
18 왼쪽 첫째 손가락을 이완한다.
19 왼쪽 둘째 손가락을 이완한다.
20 왼쪽 셋째 손가락을 이완한다.
21 왼쪽 넷째 손가락을 이완한다.
22 왼쪽 다섯째 손가락을 이완한다.

23 왼쪽 손목을 이완한다.

24 왼쪽 팔꿈치를 이완한다.

25 왼쪽 어깨를 이완한다.

26 목 부위를 이완한다.

27 가슴 중앙 부위를 이완한다.

28 가슴 오른쪽 부위를 이완한다.

29 가슴 중앙 부위를 이완한다.

30 가슴 왼쪽 부위를 이완한다.

31 가슴 중앙 부위를 이완한다.

32 배꼽 부위를 이완한다.

33 단전 부위를 이완한다.

34 오른쪽 다리 상부를 이완한다.

35 오른쪽 무릎을 이완한다.

36 오른쪽 발목을 이완한다.

37 오른쪽 첫째 발가락을 이완한다.

38 오른쪽 둘째 발가락을 이완한다.

39 오른쪽 셋째 발가락을 이완한다.

40 오른쪽 넷째 발가락을 이완한다.

41 오른쪽 다섯째 발가락을 이완한다.

42 오른쪽 발목을 이완한다.

43 오른쪽 무릎을 이완한다.

44 오른쪽 다리 상부를 이완한다.

45 단전 부위를 이완한다.

46 왼쪽 다리 상부를 이완한다.

47 왼쪽 무릎을 이완한다.

48 왼쪽 발목을 이완한다.

49 왼쪽 첫째 발가락을 이완한다.

50 왼쪽 둘째 발가락을 이완한다.

51 왼쪽 셋째 발가락을 이완한다.

52 왼쪽 넷째 발가락을 이완한다.

53 왼쪽 다섯째 발가락을 이완한다.

54 왼쪽 발목을 이완한다.

55 왼쪽 무릎을 이완한다.

56 왼쪽 다리 상부를 이완한다.

57 단전 부위를 이완한다.

58 배꼽 부위를 이완한다.

59 가슴 부위를 이완한다.

60 목 부위를 이완한다.

61 이마 부위를 이완한다.

62 편안히 누워 호흡을 들이쉬고 내쉬면서 몸 전체를 이완한다.

63 1~2분 후에 천천히 옆으로 일어난다.

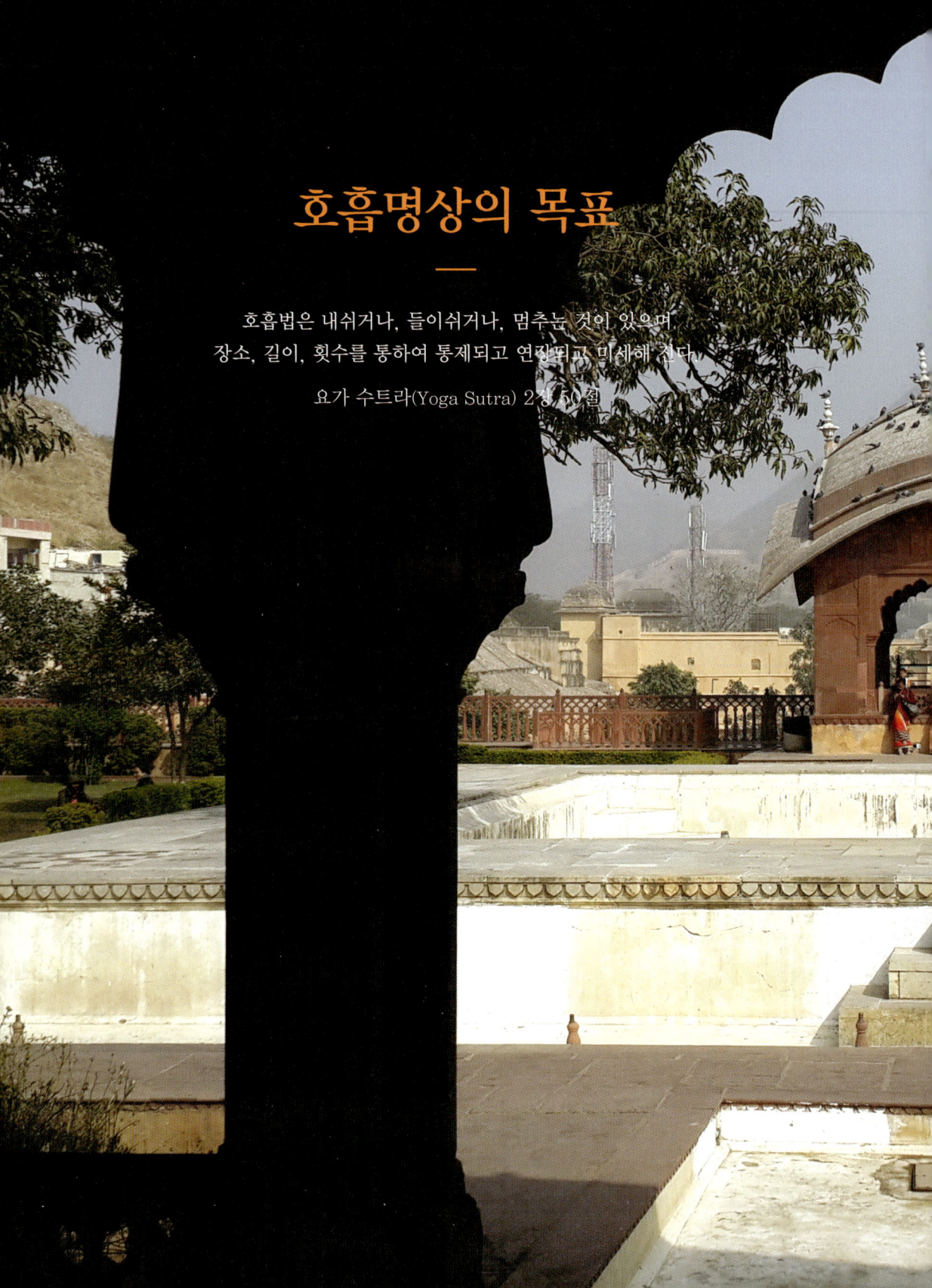

호흡명상의 목표

호흡법은 내쉬거나, 들이쉬거나, 멈추는 것이 있으며
장소, 길이, 횟수를 통하여 통제되고 연장되고 미세해 진다.

요가 수트라(Yoga Sutra) 2장 50절

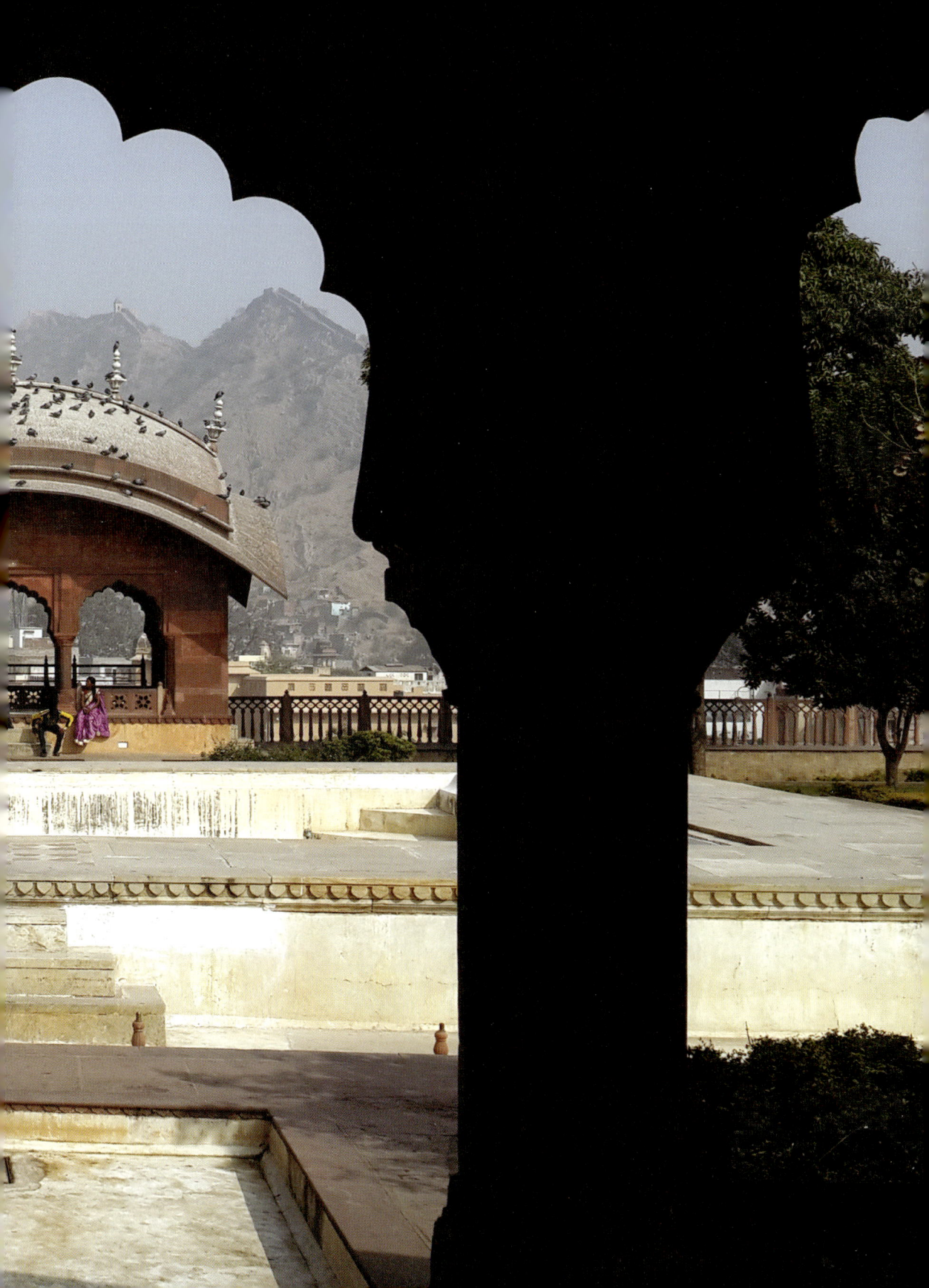

호흡명상의 목표

제1장 호흡명상을 통한 자아완성

　호흡명상은 몸을 건강하게 해 주고 동시에 마음도 편안하게 해 주며 삶의 본질인 자아완성의 길로 이끌어 준다. 호흡명상을 매일 규칙적으로 생활화하여 실천함으로서 삶의 질은 더 좋아지게 된다. 그렇게 되면 외부의 자극이나 스트레스에 휘둘리지 않게 되는 것이다.
　우리는 세상을 살아가는데 여러 가지의 장애를 만날 수가 있다. 자신의 내면과 외면적으로 수많은 갈등 요소와 만나고 부딪히게 된다. 그것을 견디지 못하고 삶은 고통의 연속이며, 투쟁이며, 괴로움을 이어가는 전쟁터라고 생각하는 사람들이 있다. 그러나 삶은 고통일 수가 없다. 앞에서도 말했듯이 삶이 정말 고통이라면 그것은 결코 살만한 가치가 없는 것이기 때문이다.

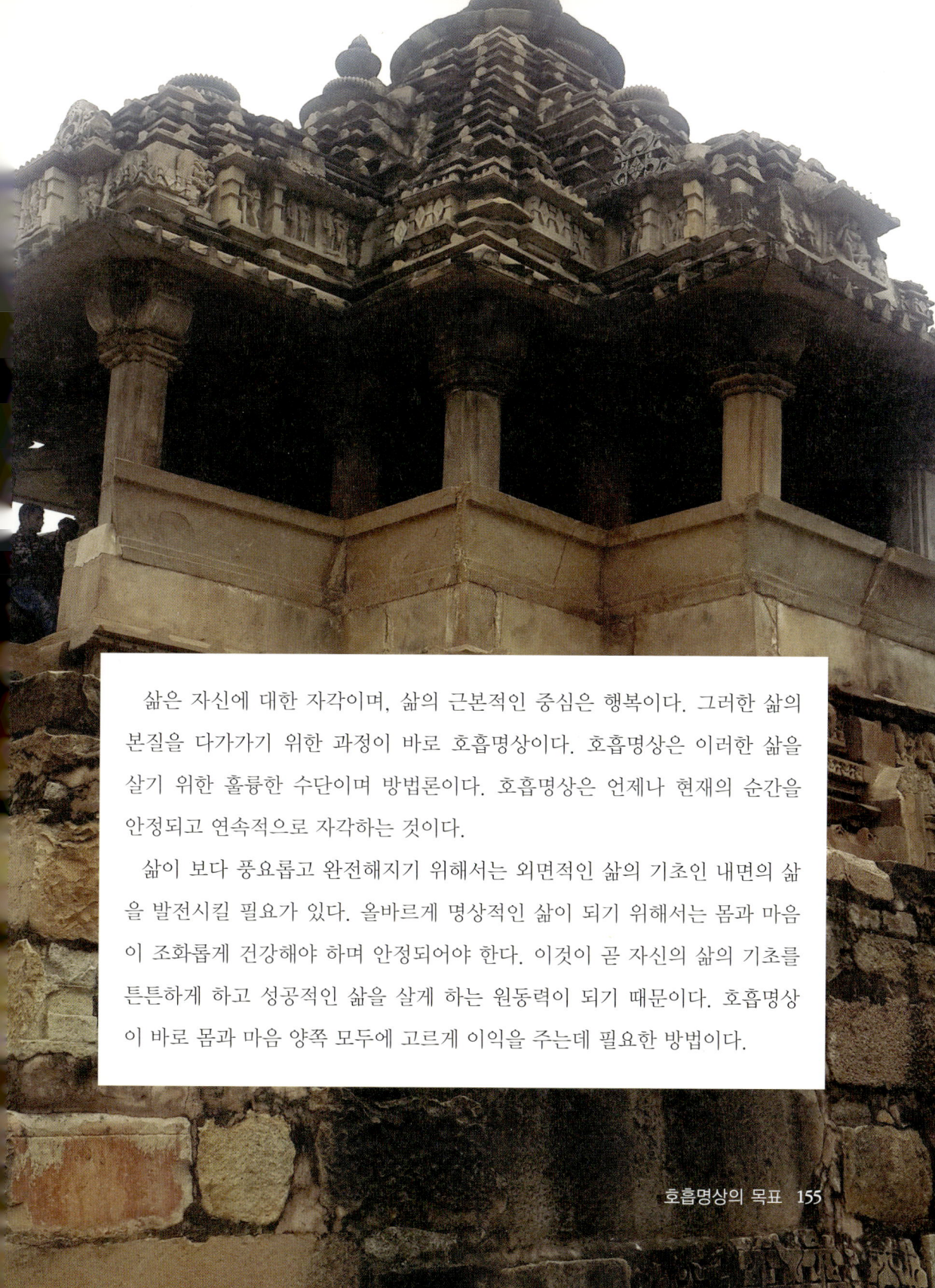

    삶은 자신에 대한 자각이며, 삶의 근본적인 중심은 행복이다. 그러한 삶의 본질을 다가가기 위한 과정이 바로 호흡명상이다. 호흡명상은 이러한 삶을 살기 위한 훌륭한 수단이며 방법론이다. 호흡명상은 언제나 현재의 순간을 안정되고 연속적으로 자각하는 것이다.

    삶이 보다 풍요롭고 완전해지기 위해서는 외면적인 삶의 기초인 내면의 삶을 발전시킬 필요가 있다. 올바르게 명상적인 삶이 되기 위해서는 몸과 마음이 조화롭게 건강해야 하며 안정되어야 한다. 이것이 곧 자신의 삶의 기초를 튼튼하게 하고 성공적인 삶을 살게 하는 원동력이 되기 때문이다. 호흡명상이 바로 몸과 마음 양쪽 모두에 고르게 이익을 주는데 필요한 방법이다.

이 호흡명상을 일상 생활에서 꾸준하고 반복적으로 실천하면 시간이 지남에 따라 더욱 집중과 몰입이 되어 효과가 점차적으로 극대화된다. 이렇게 되면 명상을 통하여 몸은 잠보다 더 깊은 휴식을 취하게 되고, 육체에 저장된 긴장과 피로감이 근본적으로 해소되어 깊은 스트레스로부터 벗어나게 된다.

호흡명상을 통하여 일어나는 몸의 휴식은 신진대사를 감소시키고, 정신적인 안정을 주는 뇌파를 변화시키는 등, 우리가 가지고 있는 몸과 마음의 긴장감이나 불안감을 없애 주고, 생활에 집중된 활력을 준다. 호흡명상은 궁극적으로 우리의 몸과 마음 양쪽을 동시에 발전시키는 과정을 진행시킨다. 이 효과는 정신신체학(Psychophysiology)적인 면에서 과학적으로 검증되어 왔다.

명상적인 삶은 내면적인 풍요로움과 행복을 일구어서 자신의 삶에 성공을 가져다준다. 그리고 그 행복이 넘치면 다른 이들에게 베풀 수 있는 사랑의 마음을 가지게 한다. 호흡명상은 삶의 한 부분만을 발전시키는 것이 아니라 우리의 삶 모든 부분에 자연스럽게 스며들어 총체적인 발전을 이루게 한다. 하지만 우리는 이제까지 이러한 삶의 훈련을 잊고 있었기 때문에 그렇게 되기까지는 규칙적인 훈련이 필요하다. 우리의 몸과 마음은 호흡명상의 실천에 의해서 보다 안정되고 질서정연 해지며 창조적으로 전환될 수 있다.

호흡명상은 오랜 전통과 검증의 과정을 거쳤으며 누구나 쉽고 자연스럽게 행할 수 있는 방법이다. 고대의 선구자들은 이것에 대한 지식과 방법을 어떻게 전달할까 노력하였으며, 이 노력들이 오늘날의 여러 수행법들로 전달되어 내려오고 있다. 따라서 이 수행법을 배운 사람은 그것을 스스로 터득하기 위해 호흡명상 수행을 하는 것이다.

호흡명상을 행하는 데에 있어서 아주 체계적이고 과학적인 수행의 과정이 반드시 필요하다. 왜냐하면 정확한 이론과 숙련된 실기의 과정 없이는 몸과 마음으로부터 일어나는 섬세한 변화들을 세밀하고 정교하게 다룰 수 없기 때문이다.

원론적으로 말하자면 '삶은 넘치는 행복이며 이미 성취를 이룬 상태'이다. 그렇기에 명상은 성공의 공식을 스스로 내재하고 있다. 왜냐하면 생각과 활동과 성취의 근원인 무제한의 자각, 즉 생각이 바로 그 해답을 주기 때문이다. 그렇기 때문에 호흡명상은 모든 수행 방법의 기초가 되는 명상법이다. 모든 수행 방법은 궁극적으로 여기에서 만나게 된다.

호흡명상은 내면의 생각의 근원으로 자신을 되돌려주는 과정이며, 그 생각으로부터 다시 활동을 일으키는 자연스러운 과정이다. 이것은 삶을 성취하기 열망하는 이들에게 가장 효과적인 방법이 되며, 지혜의 등불이 되어 줄 것이다.

제2장 호흡명상을 통한 행복의 발견

　호흡명상의 꾸준한 실천은 삶의 완성을 향해 달려간다. 삶은 모든 과정이 자연스럽고 체계적이며, 어느 순간 희열의 바다 향기가 가득 차게 된다. 우리의 모든 괴로움이나 힘든 과정은 이러한 삶의 작품을 남기기 위한 것이며, 궁극에는 과정과 결과가 모두 하나의 과정 속에 포함될 것이다.
　삶의 목표는 '진정한 행복'이며, 삶은 '절대 희열 의식'이라고 한다. 목표가 있고 그 길을 향해 꾸준히 전진하다 보면 어느 순간 자신의 삶이 완성되어 있음을 자각하게 될 것이다.

　우리는 존재에 대하여 이야기하여 왔다. 그 존재의 본성은 바로 행복과 희열의 창조이다. 존재는 그 본성의 넘치는 기쁨에 의해 삶을 잉태하고 창조한다. 진정한 삶은 바로 행복과 희열의 바다가 출렁거리는 것이다. 우리는 이러한 기쁨에 의한 삶을 살아야만 한다. 그것이 바로 존재의 가치이다. 우리 삶에서 끓어오르는 분노와 질투와 고통으로 얼룩진 어둡고 괴로운 밤은 내면의 빛이 창조됨과 동시에 사라진다.

　빛이 오면 어둠은 사라진다. 마치 처음부터 존재하지 않았던 것처럼. 원래 괴로움은 없는 것이다. 행복의 바다는 말한다. 수많은 과정에서 괴로움을 넘어 기쁨의 바다는 도래한다고. 하지만 원래 그 자체의 본성은 제한되어 있지 않으며, 우리는 단지 확인할 뿐이라고. 그 끊임없는 희열과 내면의 충만함이 우리의 진정한 삶이다. 누구나 그렇게 살아야만 한다. 개개인이 그 진정한 행복의 바다에 살게 됨으로 우주 창조의 목적은 달성되는 것이다.

희열의 바다, 삶의 바다에서 나는 존재하고 존재의 완성이 이루어진다. 삶과 자아의 완성은 신성한 생명의 단계에 들어와 영원한 자유 안에서 인간의 모든 가치를 온전히 경험하였을 때 이루어진다.

인간의 모든 상대적 가치와 절대적 가치가 충만하게 하나로 이루어져 한계 없는 삶을 살게 되면 자아의 완성은 이루어진다. 그때 자신의 삶은 진정으로 나와 다른 상대가 온전히 자신과 다르지 아니함을 자각하게 되며, 그 넘치는 행복과 사랑스러움의 희열이 바로 자아완성의 목표를 이루는 것이다. 우리는 먼저 나의 근본을 깨달아야만 한다. 그런 다음 모든 삼라만상이 나와 하나가 되는 진정한 삶의 완성을 향한 자연스러운 행진이 진행된다.

삶은 다른 말로 '절대가 바로 그대이다.'는 뜻이다. 그것이 바로 '소함(Soham)'의 의미이며, 그 영원한 진리가 우리의 존재에 스며들어 모든 과정과 결과를 아름다움으로 꽃 피울 때 삶이 완성을 이룬다. 이렇게 되면 모든 이중성은 사라지고 한계 없는 근원의 바다에서 하나가 된다. 우리의 목표는 한계가 없으므로 우리가 가는 과정은 자연스러우며, 이미 자아를 성취하는 무한함을 지니는 것이다.

부록

달라이라마와의 만남

수행자의 방법과 재가자 또는 일반인의 방법 - 명상의 수행체계 또는 다르사한(Darsahan)

호흡명상을 통한 체험 사례

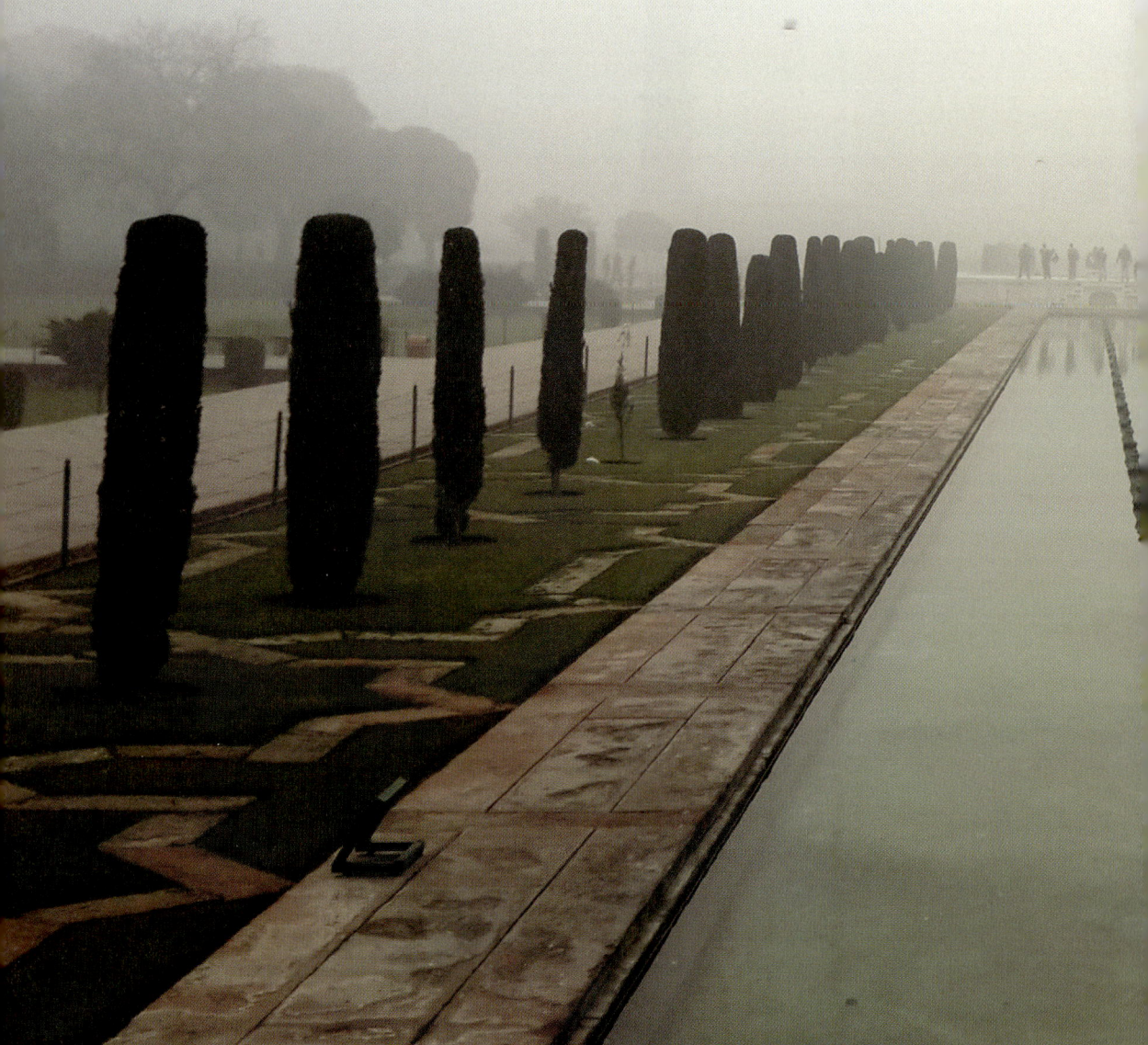

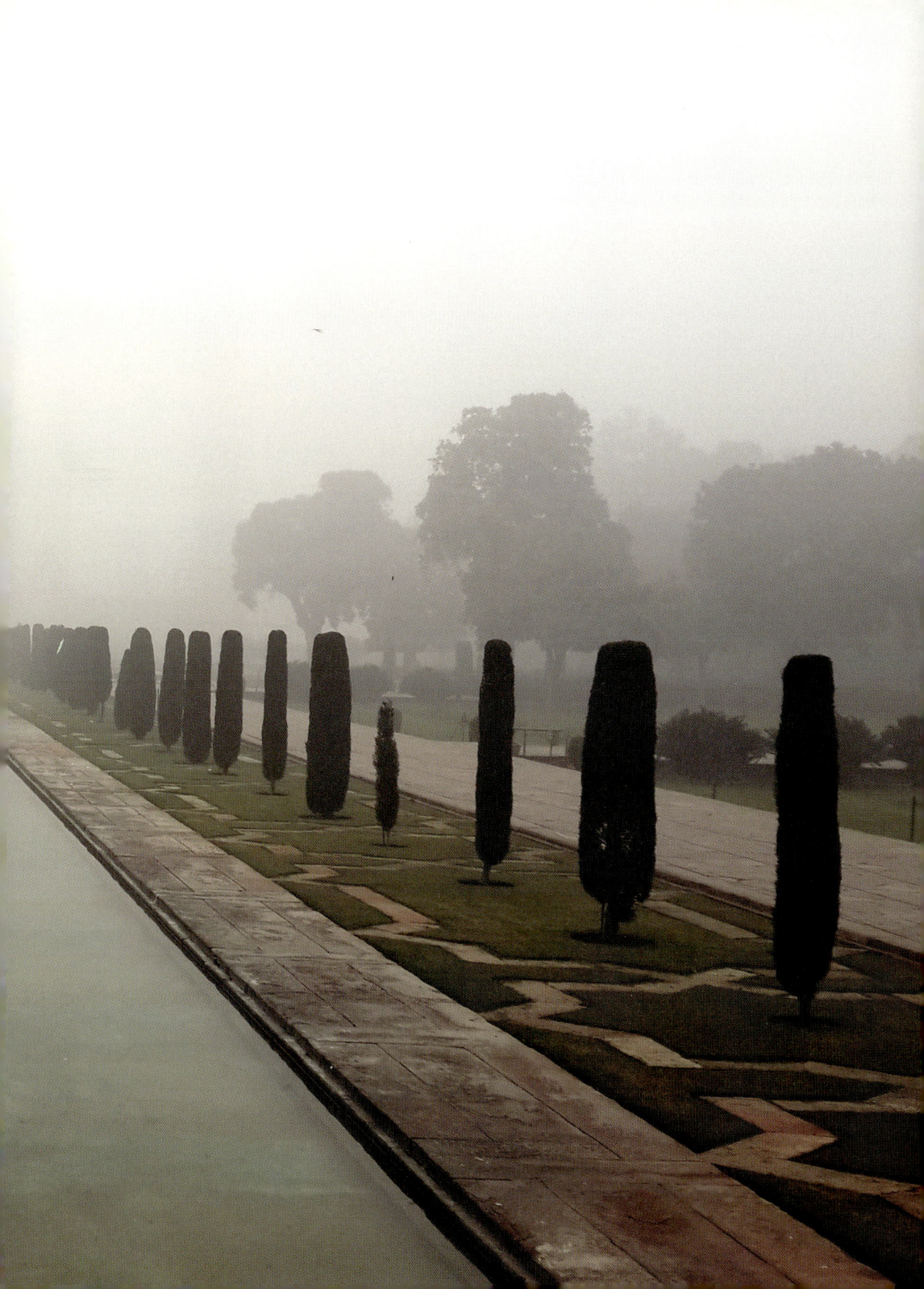

달라이라마와의 만남

1989년 달라이라마가 노벨상을 받고 얼마 지나지 않은 1990년 초에 다람살라(Dharamshala)의 궁에서 그를 만날 수가 있었다. 달라이라마를 길게 만날 수 있는 행운이 있었던 좋은 기회였다.

그가 불교의 가르침이나 진리에 대한 이야기를 한 다음 필자는 그에게 "삶의 목표가 무엇인지요?"라는 질문을 하였다. 그는 곧바로 "행복(Happiness)"이라고 하였다. 그러면서 행복의 정의가 무엇인가에 대해 간결하게 설명하였다. 삶은 태어나서 행복하게 살아야 하는 당위성을 가지고 있으며 그것이 삶의 목표라고 하였다. 그러면 "어떻게 행복을 찾아야 하느냐?"는 질문에는 "자신의 내면을 행복하게 만드는 노력이 필요하다."고 하였다. 그것은 진리이며, 그 수단으로 자신의 내면을 정화시키고 발전시키는 수련 또는 명상이 필요하다고 하였다.

결국 누구나가 다 행복을 바라지만 모두 이룰 수는 없는 것이다. 인간은 태어나서부터 이 지상을 떠날 때까지 부단히 노력하고 수련함으로써 비로소 행복을 찾을 수 있는 것이다. 이와 같은 결말로 대화는 끝이 났다.

삶의 목표는 '행복'이라는 단순한 진리이다. 누구나가 갈망하지만 단순명료하게 그것을 파악하고 자각하기는 쉽지가 않는 것이다. 그러기 위해서는 자신을 터득하고 수행해 나가는 것이 중요하다. 더 중요한 것은 꾸준하게 명상을 생활화하는 것이다. 이렇게 살아간다면 일상에서도 행복을 발견할 수가 있을 것이다.

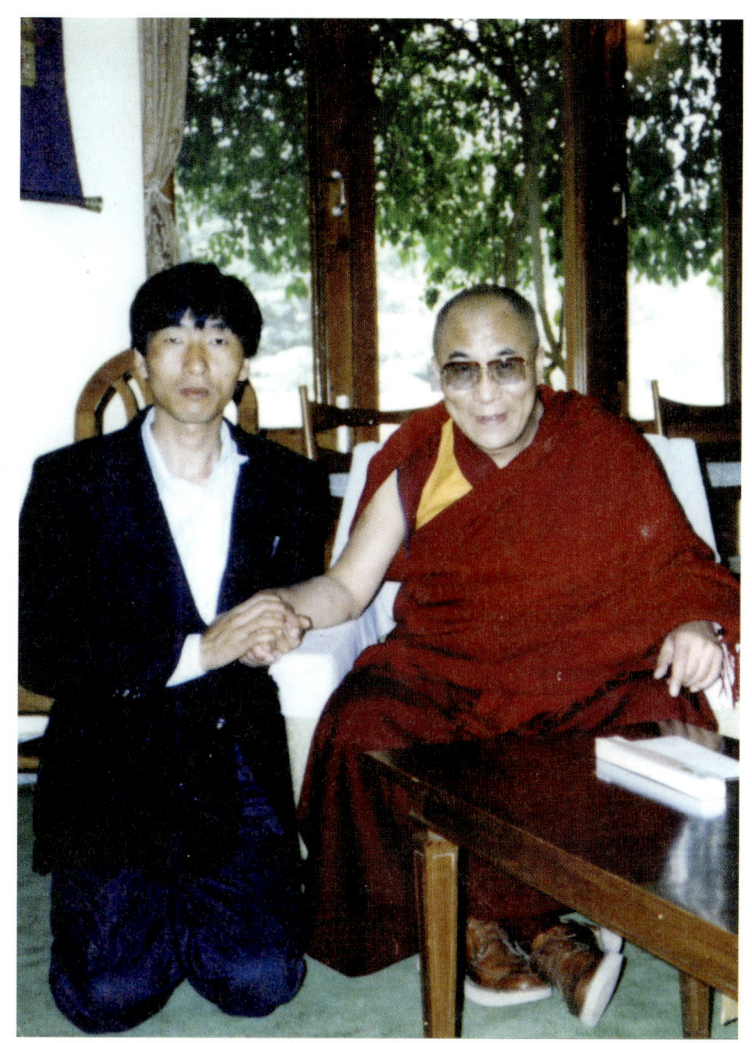

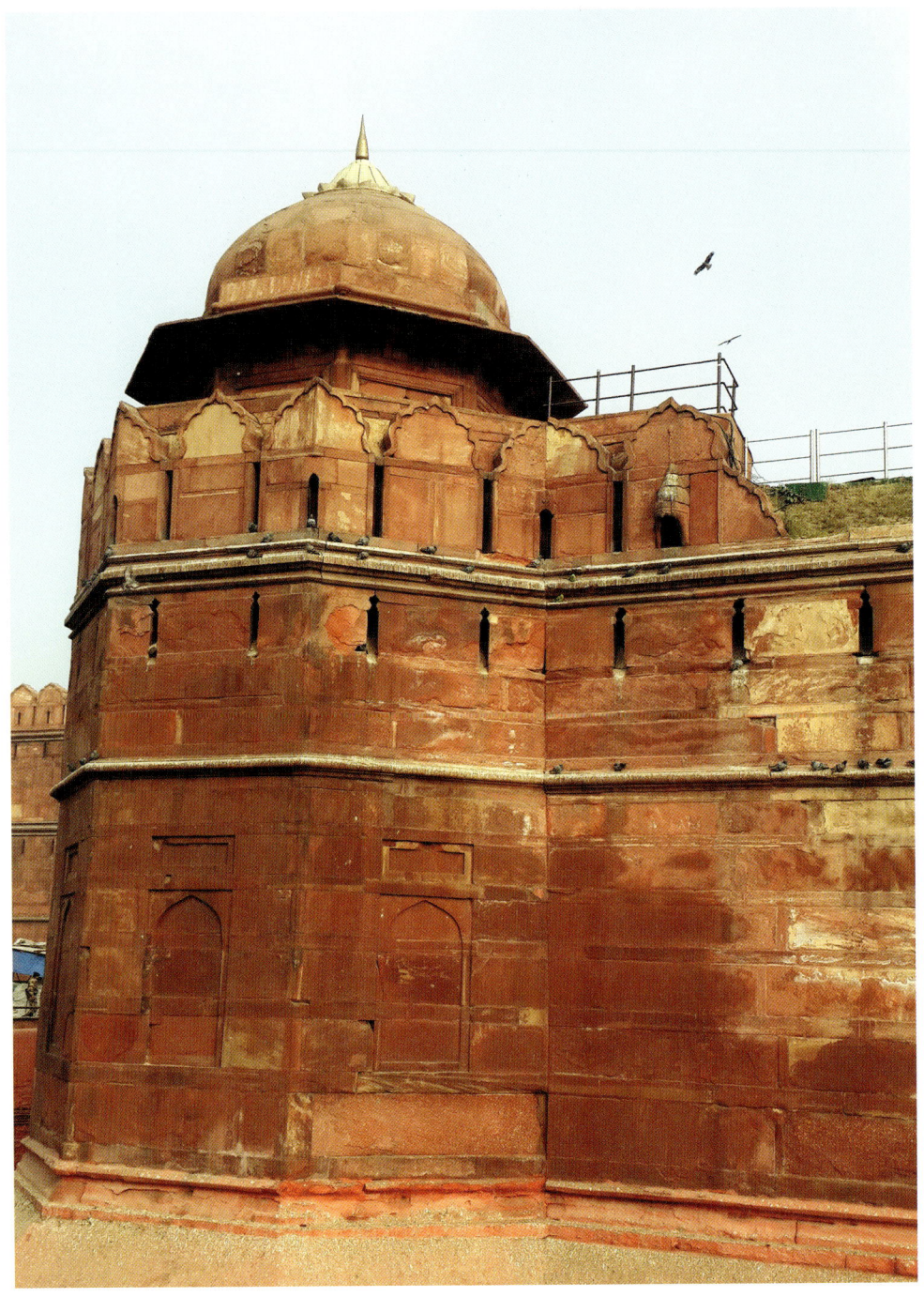

수행자의 방법과 재가자 또는 일반인의 방법 – 명상의 수행체계 또는 다르사한(Darsahan)

명상이나 수행 및 수련법을 찾는 이들이 점차 늘고 있다.

불교에는 이런 말이 있다. '사람의 몸으로 태어나기 어려우며, 사람으로 태어나도 남자의 몸을 받기 어려우며, 남자의 몸을 받아도 수행하기 어려우며, 수행을 해도 바른 수행을 하기 어렵다.' 는 말이다.

우리는 명상을 배우기 전에 먼저 기준을 세우고 어떤 방법으로 배우며, 어떤 결과를 얻기 위해 하는지 자신의 목적을 분명히 해야 한다.

나는 몇 가지 불교 수행법을 배웠었다. 가르쳐 주는 곳마다 처음 접하는 내게는 어렵고 힘들게 느껴졌다. 당시에는 젊었고 운동을 했기 때문에 바르게 앉아서 있는 건 어렵지 않았지만, 앉아 있는 동안 다양한 생각이 떠올라 명상을 한 것인지, 망상을 한 것인지 구분이 가지 않는 혼란에 빠지기도 했다. 어느 때엔 한없이 졸음이 쏟아져 명상을 제대로 했다고 할 수 없었다.

훗날 호흡명상을 가르쳐 주신 박지명 스승님께서 처음 이런 이야기를 해 주셨다. "자네는 지금부터 다양한 명상 가운데 수행자가 해야 하는 방법과 일반인 또는 재가자인이 하는 방법에 대한 구분을 지어 일반인이 하는 방법으로 배우게 될 것이고 그렇게 가르쳐야 할 것이네." 라고 말이다. 처음엔 이해가 가지 않았다. 수행자와 일반인이 하는 명상의 방법이 다르다니 무슨 차이일까?

명상은 수행의 방법들이 다양하다. 특히 수행자가 하는 방식에는 엄격함과 지켜야 할 것들이 많아 쉽게 접근하기 어렵다. 끈기에 따라 어렵지 않게 하는 분들도 있다. 하지만 통상적으로 어려움을 말하는 사람들이 많다.

그들이 말하는 불편한 예를 들자면 '자세는 바르게 앉아야 하고', '시야는 어떻게 해야 하고', '생각은 집중을 해야 하고', '졸아선 안되고' 등 명상센터를 가본 사람들이 통상 듣는 주문이다. 물론 저 방법들을 잘만 한다면 명상이 주는 효과를 얻는데 도움이 될 것이다. 하지만 사람의 성향이나 끈기에 따라 편차가 크게 될 것이다.

수행자가 하는 방식의 목적은 대부분 '나는 누구인가?'이며, 자아를 알아가는 목적이 뚜렷하다. 하지만 일반인은 꼭 나를 찾는 구도심이 아니라 지친 몸과 마음을 편안히 하고 스트레스를 극복하는 데에서 목적을 찾는 것이 크다.

일상에서 스트레스가 너무 많고 자주 짜증을 낸다든가 심리적으로 불안함을 느끼면 주변에서 지나가는 말로 '산책을 하거나 쉬든지 아니면 명상이 도움이 되다던데 한 번 찾아가서 해봐'라는 말을 한다.

나 역시 회사에서 스트레스에 힘들어 하는 직원들에게 짧은 시간 동안 깊은 휴식을 전달할 때 명상을 자주 가르친다. 명상이 끝나고 나면 공통적으로 자고 난 것 같다는 피드백을 자주 듣는다. 이런 명상을 전달할 때 "여러분의 자아를 찾으셔야 합니다."라고 한다면 과연 얼마나 하려고 할까?

즉 수행자와 일반인인 재가자가 하는 명상은 분명 구분을 지어야 하며, 그 방법에 대해서도 구분성을 정확히 알고 있어야 한다.

소함호흡명상은 수행자가 하는 가장 기본적인 방법이기도 하지만 일반인이 하는 데에도 제약과 부작용이 없는 안정된 방법이다. 그래서 일반인에게 호흡명상을 통해 심박수를 안정시키면서 호흡이 편안해지도록 하면, 쉬는 효과가 일어나 피로나 스트레스를 풀어주는 효과를 얻을 수 있다.

여기서 일반인이 하는 방법을 잠시 소개해보면 다음과 같다.

우선 자세는 강한 의지를 가지고 꼿꼿하게 앉아 있을 필요가 없다. 그냥 있는 그대로 앉으며, 의자나 바닥에 앉는 것에도 제약이 없다. 특히 명상 중 졸아도 무관하다. 왜냐하면 명상은 쉬게 하는 효과로 몸이 피곤한 사람은 졸게 되는 것이 자연스러운 현상이기 때문이다.

물론 자라는 말은 아니다. 단지 명상 중에 졸아도 강박적으로 졸음을 떨치려는 부담을 갖지 않아도 된다는 뜻이다. 이렇게 편안하게 자신의 자세를 선택한 후, 호흡에 집중하는 것이 아니라 평상시 일상적인 시야로 세상을 보듯 호흡을 바라본다. 잊어버려도 된다. 그냥 자연스럽게 보아지면 보면 된다. 그리고 호흡에 맞춰서 호흡의 소리를 떠올리는 것이다.

나중에 명상이 익숙해지고 점차 시간을 길게 늘려서 해도 될 때쯤에는 스스로에게 맞는 안정된 자세를 알게 되고, 호흡을 바라보는 시간이 자연스럽게 길어지게 된다.

태권도에도 단증이 있듯 명상에도 산스크리트어로 다르사한(Darsahan), 즉 단계가 있다. 일반인이 하는 이런 자연스러운 방식은 부작용도 없으며 사람을 편안하게 한다. 하지만 수행자가 하는 방법의 명상을 접한다면 어려움을 느끼게 되고 자칫 혼자서 무리하게 되면 부작용에 대한 문제도 있다. 명상의 목적에 따라 그 방법과 과정을 전문인에게 정확하게 배워야 한다.

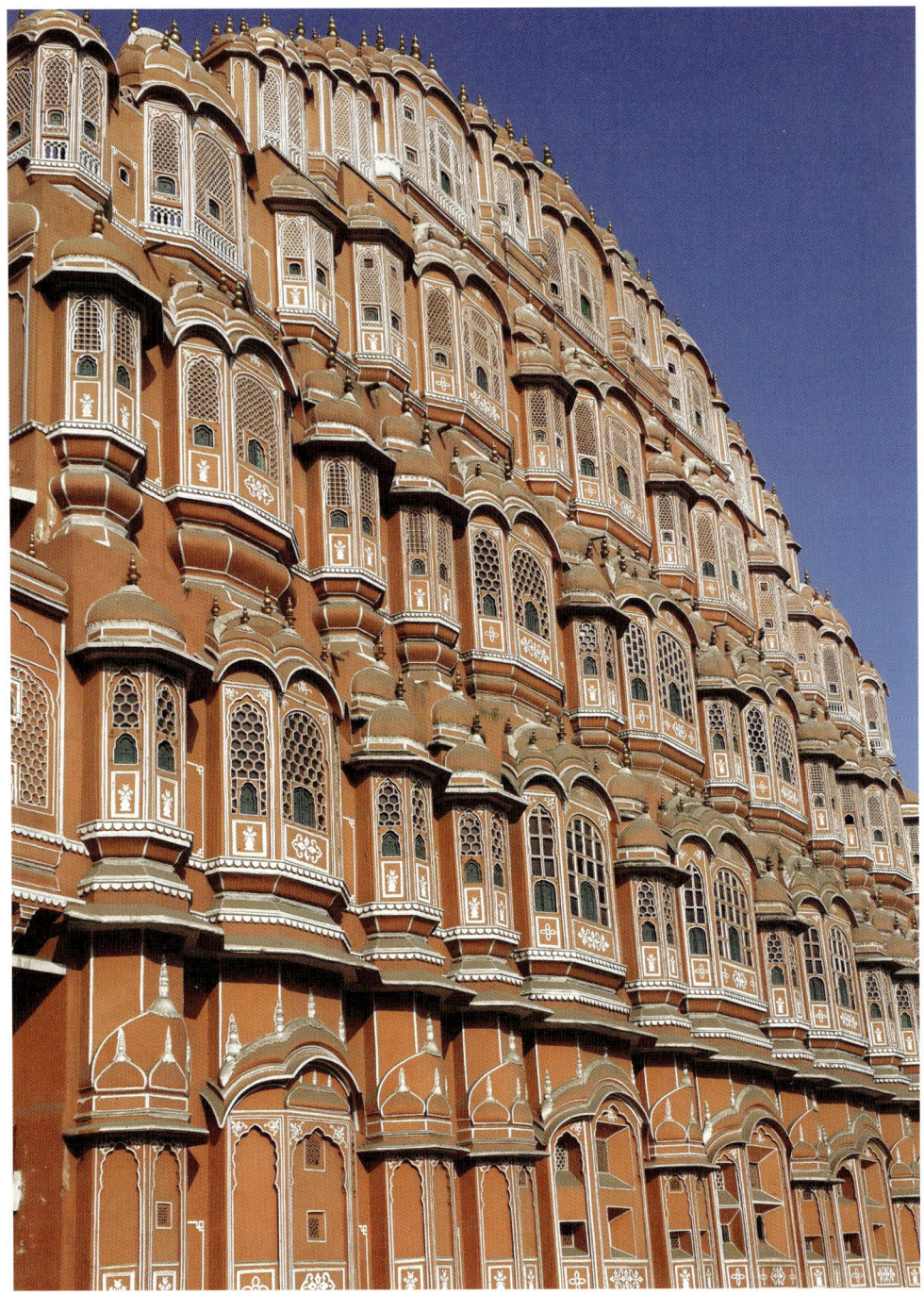

호흡명상을 통한 체험 사례

● 학생 L양

삼수생이었으며 심한 불면증과 거기에 따른 두통, 집중력의 산만, 만성변비를 호소하는 21살의 여자였는데, 그녀가 호흡명상을 통하여 좋아진 경험담은 이러하다.

"일단 밤에 잠을 잘 수가 없는 불면증에 시달리는 것이 괴로웠다. 수면제를 먹으면 잠이 드는데 그것도 계속해서 먹을 수가 없고 먹고 난 다음 날은 더욱 피곤하고 힘들기 때문에 가능하면 먹지 않으려고 하였다. 그런 와중에 호흡명상을 접하였다. 명상을 하자마자 몸 전체가 이완됨을 느꼈고 많았던 생각들이 서서히 줄어들기 시작하였다. 명상과 더불어 요가 운동도 병행하였는데 만성두통도 몇 주 만에 사라졌고 평생을 괴롭히던 만성변비도 서서히 사라졌다.

삶에서 이러한 날이 오리라곤 생각하지 못하였다. 불면증이 사라지자 행동이 보다 활기 있게 되었다. 두통이 사라져 공부도 잘되고 있다. 명상이 나에게 삶의 전환점을 가져다주었다."

- **직장인 L씨**

외국계 은행 CEO이고 나이는 46세인 남자였다. 직업의 특성상 엄청난 스트레스를 감당하지 못하고 그러한 정신적인 여러 장애 때문에 직장에서도 업무를 할 수 없는 상황에 이르렀던 사람이다.

그의 병명은 공항장애와 우울증과 불면증으로 복합적인 정신적 장애를 앓고 양방이나 한방의 의료진에 도움을 받았으나 만족할 상황이 아니었다. 그런 그가 호흡명상을 시작하고 난 다음 얼마 후에 자신 스스로 삶을 살아갈 수 있는 힘을 얻기 시작했다고 말하였다.

"호흡명상과 운동을 하면서부터 스스로 내 자신이 활동을 하기 시작하였으며 암흑과 같은 마음의 짓누름과 많은 생각의 고리들이 서서히 떨어져 나가는 느낌이었습니다. 그리고 몇 달 후에 다시 정상에 가깝게 활동을 시작할 수 있었으며 스트레스의 여러 조각들인 정신적인 질병들이 사라져 가는 것을 느끼기 시작했습니다. 호흡명상을 한 이후에 정상에 가까운 삶을 기적적으로 찾고 다시 떨어지지 않는다는 자신감이 붙기 시작하였습니다."

- **법조인 K씨**

법조인이었으며 나이는 47세인 남자였다. 여러 문제가 걸린 아주 복잡하고 힘든 상황에 직면하여 엄청난 스트레스를 받고 있는 상황이 명상을 만나게 된 계기가 되었다. 그는 자신에 처한 힘든 상황에서 엄청난 스트레스를 받고 어쩔 수 없는 상태에서 명상을 하게 되었다. 호흡명상은 그가 처한 힘든 상황을 벗어나게 하였으며 새로운 삶을 살게 하였다.

"삶에 큰 획을 긋는 상황에 닥치자 생각이 엄청 많아지고 그 생각들이 내 자신을 압도하고 힘들게 하였다. 호흡명상은 내 자신의 생각으로부터 벗어나 고요하게 하여 삶을 새롭게 바라보게 하였다."

● 학생 S군

20살의 남학생이었는데, 미국에서 고등학교를 수석으로 다니던 촉망받는 학생이었다가 정신적인 불안과 힘든 상황 때문에 미국의 우수한 대학 진학을 포기하고 한국으로 나왔다. 정신적인 스트레스가 강한 아토피를 유발하여 얼굴과 몸의 피부가 아주 좋지 않은 상태였다. 그러한 상태에서 호흡명상과 요가 스트레칭을 통하여 서서히 아토피가 사라지고 마음이 안정되면서 다시 마음을 다잡고 미국 대학에 들어가게 된 케이스였다. 심리적인 불안과 스트레스 그리고 우울증과 잘못된 생활습관에 의하여 몸과 마음이 엉망이 되었으나, 명상을 통하여 서서히 마음이 안정되고 몸도 좋아지면서 새로운 삶을 살게 되었다.

"호흡명상은 망아지처럼 날뛰던 나의 생각들을 가라앉혀 주고 내 삶의 방향을 잡아 주었다. 이러한 마음을 안정시키기 위한 수많은 자기계발서를 보았으나 별로

도움이 되지 않았으며, 오히려 더 헷갈리기도 하였다. 호흡명상 후에 마음이 안정되자 정신이 몸을 통제하는 것처럼 약으로도 낫지 않던 아토피도 좋아지고 마음도 편해지기 시작하였다. 그래서 다시 공부도 잘하게 되었고 새로운 삶을 살기 시작하였다."

● **의사 L씨**

64세의 대장 항문과 의사였다. 원래는 산부인과 의사였으나 마음에 맞지 않아 대장항문과로 바꾸었다. 그는 자신의 가족관계에서 오는 심리적인 문제 때문에 엄청난 스트레스를 받고 그 충격을 해소할 만한 방법을 찾지 못하였다. 그래서 심한 불면증에 시달리곤 하였는데, 신경안정제나 수면제를 상시 복용하였다. 때문에 심리적으로도 아주 예민해져 운동법이나 여러 수행 방법을 찾아다니곤 하였으나 쉽게 해소되지 못하였다. 그러던 중 호흡명상을 실천하게 되었는데, 명상을 하고 얼마 후에 잠을 잘 자게 되고 마음이 평온해지기 시작하였다.

"호흡명상은 새로운 삶의 패턴으로 이끌기 시작하였으며 일도 새롭게 잘할 수가 있었다. 호흡명상을 시작한 이후 삶에서 나를 괴롭히던 강한 생각에서부터 탈출되기 시작하였다. 명상은 가장 안전하고 자연적인 수면제 역할을 하였으며, 내 안에서 일어나는 울분을 가라앉혀 주는 안정제 역할을 해 주었다. 호흡명상은 자기 스스로에게 가장 강한 치유력과 안정감을 주는 방법으로 신이 인간에 준 위대한 선물이라 생각한다."고 하였다.

"호흡명상은 내 안에 가지고 있는 분노나 울분을 약물에 의존하지 않고 사라지게 하였습니다. 그리고 불면증에 시달려 수면제에 의존하던 습관이 호흡명상을 통해 바뀌자 수면유도제를 쓰지 않고도 잠을 잘 수 있다는 것이 신기했습니다. 자신이 스스로 병을 고치는 방법을 찾아낸 것입니다. 삶은 보다 활기차고 평소에 많던 생각들이 많이 줄어든 것을 느낍니다."

찾아보기

- **간화선(看話禪)** 궁극적인 의문인 화두(話頭)를 들고 수행하는 참선
- **거경궁리(居敬窮理)** 생각을 끊고 집중하는 것
- **격물치지(格物致知)** 집중된 상태에서 사물을 관조하는 것
- **공안(公案)** 깨침을 얻도록 인도하기 위해 제시한 문제
- **그야나 요가(Gyana Yoga)** 지혜의 요가
- **금단(金丹)** 초의식의 몸의 상태
- **니드라(Nidra)** 수면, 잠
- **다라나(Darana)** 마음의 집중
- **다르사하(Darsahan)** 수행 체계
- **도교(道敎)명상** 주천을 집중하고 불사의 신선이 되려고 하는 명상
- **드야나(Dhyana)** 명상
- **라자 요가(Raja Yoga)** 가장 높은 정신적인 것을 다루는 명상 요가. 라자(Raja)는 왕이라는 뜻으로 모든 요가의 으뜸된 방법이다. 내면으로 집중하는 방법을 말한다.
- **마라나 사티(Marana Sati)** 모든 것은 죽는다고 생각하는 것
- **만트라(Mantra)** 성스러운 소리
- **무드라(Mudra)** 몸의 동작
- **묵조선(默照禪)** 본성을 관조하는 참선
- **박티 요가(Bhakti Yoga)** 헌신의 요가
- **베다(Veda)** 세계에서 가장 오래된 경전으로 기원전 1500년 전부터 전승되었다.

- **붓다누 사티**(Buddhanu Sati) 붓다를 생각하는 것
- **비가바드 기타**(Bagavad Gita) 인도의 대서사시인 마하바라타의 일부로, 700소절이다. 전쟁터에서 크리쉬나라는 성인이 장수 아르주나에게 삶의 가르침을 주는 경전이다.
- **사마디**(Samadhi) 초의식, 순수의식, 삼매
- **사하스라라 차크라**(Sahasrara Chakra) 가장 높은 에너지 센터이며, 머리 꼭대기에 있는 천 개의 연꽃
- **삭티**(Shakti) 몸에 가지고 있는 에너지의 흐름
- **삼야마**(Samyama) 집중, 명상, 삼매 셋의 총체적인 방식을 말함
- **상카라차리야**(Shankaracharya) 7세기 샴카라에 의해 인도 전역에 가르침을 폈으며 그가 설립한 도장이 동서남북으로 있어 그의 가르침이 전승되어 오고 있다.
- **수피**(Sufi)**명상** 이슬람 신비주의 명상, 영적인 단어 지크노를 명상
- **스리비드야**(Sri Vidya) 모든 수행 체계가 하나로 정립되는 수행으로 삼카라에 의해서 전승되었다.
- **스바 삼 비드야 드야나**(Sva Sam Vidya Dyana) 자아회귀명상으로 번역되며 라자요가와 스리비드야 수행을 가르친다.
- **아드바이트 마트**(Advait Mat) 세계적인 라자요가 명상수행 단체로 토타푸리(Totapuri) 스승으로부터 이어졌다.
- **아수바산냐**(Asubhasanna) 자신의 몸을 깨끗하지 않다고 보는 것
- **아자파자파**(Ajapajapa) 자연스럽게 호흡 소리를 생각하는 만트라
- **양신**(陽神) 순수한 자신의 에너지 형태
- **연기화신**(練氣化神) 기를 신(神)으로 전환시키는 방법
- **연신환허**(練神還虛) 신을 근원인 허공과 하나가 되는 방법
- **연정화기**(練精化氣) 정(精)을 기(氣)로 전환시키는 방법
- **염불선**(念佛禪) 부처를 생각하는 참선

- **우파니샤드**(Upanishad) 스승에게 다가가 가르침을 받는다는 뜻의 경전으로 인간 본질의 진리에 대해서 설명하는 200개의 경전이다.
- **위빠사나**(Vipasana) 남방불교의 수행법, 관법, 사물의 진실한 모습을 관조하고 본다는 뜻
- **족곰**(Che Gom) 고요히 머무는 수행
- **쪽곰**(Jok Gom) 특수한 통찰의 관법
- **차크라**(Chakra) 우리 몸속에 있는 에너지 센터
- **카르마 요가**(Karma Yoga) 행위의 요가
- **카발라**(Kabbala) 헤브라이어로 '전승(傳承)'을 뜻하며 유대교의 명상
- **쿤달리니**(Kundalini) 우리 몸속에 잠자는 에너지의 흐름
- **쿤달리니 요가**(Kundalini Yoga) 내면의 에너지 센터인 차크라(Chakra)에 집중하거나 잠자고 있는 에너지 센터를 일깨워 자신의 본질을 열어가는 방법
- **탄트라 요가**(Tantra Yoga) 우주와 하나가 되는 방법의 요가
- **티페렛**(Tiferet) 유대교의 명상이며 의식이 깨어 있는 상태
- **파탄잘리**(Patanjali) 요가 수트라(Yoga Sutra)라는 경전을 정립한 사람
- **프라나**(Prana) 생명 에너지
- **호흡명상** 호흡 소리를 자연스럽게 관조하는 명상
- **화두**(話頭) 말 이전의 것을 파악한다는 것